GÜNCEL NÖROLOJİ ÇALIŞMALARI

Editör

Ahmet Turan EVLİCE

ISBN
978-605-258-876-5

Kitap Adı
Güncel Nöroloji Çalışmaları

Editör
Ahmet Turan EVLİCE

Yayın Koordinatörü
Yasin Dilmen

Sayfa ve Kapak Tasarımı
Akademisyen Dizgi Ünitesi

Yayıncı Sertifika No
25465

Baskı ve Cilt
Sonçağ Matbaacılık

Bisac Code
MED056000

GENEL DAĞITIM

Akademisyen Kitabevi A.Ş.

Halk Sokak 5 / A
Yenişehir / Ankara
Tel: 0312 431 16 33
siparis@akademisyen.com

www.akademisyen.com

ÖNSÖZ

Akademisyen Yayınevi yöneticileri, yaklaşık 30 yıllık yayın tecrübesini, kendi tüzel kişiliklerine aktararak uzun zamandan beri, ticarî faaliyetlerini sürdürmektedir. Anılan süre içinde, başta sağlık ve sosyal bilimler, kültürel ve sanatsal konular dahil 1000 kitabı yayımlamanın gururu içindedir. Uluslararası yayınevi olmanın alt yapısını tamamlayan Akademisyen, Türkçe ve yabancı dillerde yayın yapmanın yanında, küresel bir marka yaratmanın peşindedir.

Bilimsel ve düşünsel çalışmaların kalıcı belgeleri sayılan kitaplar, bilgi kayıt ortamı olarak yüzlerce yılın tanıklarıdır. Matbaanın icadıyla varoluşunu sağlam temellere oturtan kitabın geleceği, her ne kadar yeni buluşların yörüngesine taşınmış olsa da, daha uzun süre hayatımızda yer edineceği muhakkaktır.

Akademisyen Yayınevi, kendi adını taşıyan **"Bilimsel Araştırmalar Kitabı"** serisiyle Türkçe ve İngilizce olarak, uluslararası nitelik ve nicelikte, kitap yayımlama sürecini başlatmış bulunmaktadır. Her yıl Mart ve Eylül aylarında gerçekleşecek olan yayımlama süreci, tematik alt başlıklarla devam edecektir. Bu süreci destekleyen tüm hocalarımıza ve arka planda yer alan herkese teşekkür borçluyuz.

Akademisyen Yayınevi A.Ş.

Contents

BÖLÜM 1

ACİL SERVİSTE BAŞ AĞRISINA YAKLAŞIM

Aydın ÇAĞAÇ[1]

ACİL SERVİSTE BAŞ AĞRISINA YAKLAŞIM

Baş ağrısı insanlarda en yaygın görülen yakınmalardandır. İnsanların yaklaşık %70-80'i herhangi bir yaşta baş ağrısından muzdarip olur. Bireysel sağlık ve halk sağlığı açısından önemli bir konu olduğundan tüm dünyada ve ülkemizde baş ağrısı dernekleri kurulmuştur. Bu derneklerin amacı toplumda ve hekimler arasında baş ağrıları konusunda farkındalık oluşturmak, Ortak bir dil meydana getirmek, baş ağrılarının tanısı için teoriler ve önemli kanıtlar sağlamaktır.

Bu bağlamda uluslararası baş ağrısı cemiyeti (ICHD) tarafından son olarak 2018'de yayınlanan baş ağrısı bozuklukları sınıflaması (ICHD-3) ile baş ağrılarını primer ve sekonder baş ağrıları yanısıra 14 adet ana grup ve 200'den fazla alt grup halinde sınıflandırmıştır. Türk Nöroloji Derneği nezdinde de baş ağrısı ve ağrı çalışma derneği kurulmuştur. Hakeza Amerikan acil tıp cemiyeti (ACEP) acil baş ağrıları için aşağıdaki sınıflandırmayı yapılmıştır.

ACEP acil başağrısı olan hastaları 4 gruba ayırmıştır.

1. Acil tanı ve tedavi gereksinimi olan sekonder kritik nedenler; subaraknoid kanama (SAK), menenjit, artmış intrakranial basınçlı beyin tümörü
2. Acil tanı ve tedavi gereksinimi olmayan sekonder kritik nedenler; normal basınçlı beyin tümörü
3. Benign ve reversibl sekonder nedenler; sinüzit, hipertansiyon, lomber ponksiyon sonrası baş ağrısı
4. Primer baş ağrıları migren, gerilim tipi, küme tipi

Primer baş ağrısının kendisi bir hastalık olup yaşamı tehdit etmediğinden ve ileri inceleme gerektirmediğinden genellikle öneri ve tedavilerle kontrol altına alınabilir. Ancak sekonder baş ağrısı ise kendisi bir semptomdur. Altında yatan başka bir hastalık ortaya çıkabilir. Yaşamı tehdit edebilir. İvedi davranıp ileri incelemeler ile acilen tanı ve tedavisinin yapılması gerekir.

---

[1] Dr. Öğr. Üyesi, Van Yüzüncü Yıl Üniversitesi Tıp Fakültesi, Nöroloji Anabilim Dalı, aydincagac@hotmail.com

Sekonder baş ağrıları değişik etyolojilere bağlı ortaya çıkmaktadır. Bunların tanılarının çoğu klinik özelliklerine ve farklı yardımcı inceleme yöntemlerine göre yapılmaktadır. Ayrıca nöroloji ile beraber farklı tıp dallarınıda ilgilendirdiğinden bu konudaki gelişmeler bu yazının sınırlarını aşmaktadır.

Baş ağrılarının yaklaşık % 80-90 kadarı mortalite ve morbitesi olmayan primer baş ağrılarıdır. Ancak sekonder olanlardan ayırmak her zaman kolay değildir. Amacımız ACEP sınıflandırmasına göre acil servislere başvuran ve sık görülen skonder ve primer başağrılı hastaların erken tanı ve tedavisini yaparak yaşam kalitelerini yükseltmektir.

Baş ağrısı tüm acil servis başvurularının sadece %3-5 ini oluştur ve çok az bir kısmının altında hayatı tehdit edici sebepler yatmaktadır.

Baş ağrısı şikâyeti ile hekime başvuran hasta ve hasta yakınından alınacak anamnez tanının temelini oluşturur. Primer ve sekonder baş ağrısı ayırımında önem taşır ve hekimin gereksiz tetkiklerden kaçınmasını sağlar.

Baş ağrısı için anamnezde dikkat edilmesi gereken noktalar;

- Ağrının yeri: Lokalizasyonu bir baş ağrısı tipine işaret edebilir.
- Ağrının şiddeti: "Hayatımdaki en şiddetli ağrı" ifadesi önemlidir.
- Ağrının karakteri: Zonklayıcı, basınç hissi, sıkıştırıcı vasıfta olması.
- Ağrının başlangıcı ve süresi: Şimşek çakması gibi, saniyeler-dakikalar içinde şiddetlenmesi.
- Dinlenme halindeyken ya da eforla başlaması?
- Kafa travması sorgulanmalı: Çocuk, yaşlı veya bakım hastalarında travma sorgulanmalıdır.
- Aile öyküsü: Migren, subaraknoid kanama, kanama bozukluklar
- Diğer: Hipertansiyon, diabet, malignite, inme,gebelik ,postpartum dönem
- Arttıran veya azaltan etmenler:
- Ayağa kalkmakla artması (Lomber ponksiyon sonrası ağrı)
- Öne eğilmekle artması (sinüzit olabilir)
- Öksürükle, valsalva ile artması (intrakranial basınç artışı ile ilişkili)
- Belli alanda artması, o alan dışına çıkınca azalması (CO zehirlenmesi)
- Eşlik eden semptomlar:
- Bulantı, kusma, fotosonofobi…
- Görmede bozukluk, göz ağrısı
- Şuur değişiklikleri
- Ateş, ense sertliği

Fizik muayenede ve yardımcı incelemeler konusunda dikkat edilmesi gereken noktaları ilgili baş ağrısı bölümünde yazacağız. .

1. SEKONDER BAŞ AĞRILARI

SUBARAKNOİD KANAMA (SAK)

Kanın subaraknoid boşluğa dolmasıdır. Kan meningeal nosiseptörleri irrite ederek; yaygın baş ağrısına ve meningismus bulgularına sebep olur.

Etyoloji

Travmatik olmayan subaraknoid kanamaların en sık nedeni (%75) rüptüre intrakranial anevrizmalardır. %20 kadarının eytyolojisi belli değildir. Tanımlanmış risk faktörleri: yaş, hipertansiyon, sigara, aşırı alkol alımı, polikistik böbrek hastalığı, aile öyküsü, aort koarktasyonudur.

Semptom ve Bulgular

Hasta subaraknoid kanamayı hayatımda yaşadığım en kötü başağrısı diye tarif eder. Baş ağrısının özelliği ani başlayan, maksimal yoğunluğa saniyeler içinde ulaşan şimşek çakar tarzdadır. Bulantı, kusma, fotofobi, ense sertliği, fokal nörolojik defisit ve kısa süreli şuur kaybı olabilir. Ensefalopati tablosunun derecesi hastanın prognozunun en önemli belirleyicisidir.

Tanı

Semptomların başlangıcında yapılan kontrastsız beyin tomografisi (BT) teşhis için % 100'e yaklaşan duyarlılığa sahiptir. BT anjiografi ve kranyal manyetik rezonans (MR) anjiografi; kanama odağının tespiti için tercih edilebilir.

Lomber ponksiyon (LP): Subaraknoid kanamadan şüphelenilen hastalarda negatif beyin BT sonrası(kafa içinde yer kaplayıcı lezyon yoksa) yapılmalıdır. LP kesin teşhis için altın standartdır. BOS analizinde SAK'ın iki temel bulgusu; Ksantokromi ve eritrosit sayısıdır. Genel kural olarak ise, BT'de SAK bulgularının olmaması, ksantokrominin olmaması ve eritrosit sayısının 5 binden az olması SAK' ı dışlamaktadır.

Tedavi

Subaraknoid kanama ile acil servise gelen hastaya öncelikle dikkatlice nörolojik muayene yapılmalı ve hasta monitorize edilmeli; Glaskow Koma Skalası (GKS) ve pupil ışık refleksi takib edilmelidir.

Eğer hipertansif hasta ise ortalama arteriel basıncın <140 mm Hg'de tutulması gereklidir. Bunun için: Nimodipin solüsyonu10 mg; 1-2 mg/saat infüzyon dozunda verilebilir.

Labetolol bolus: 10-20 mg iv 2-15 dakika aralarla 40-80 mg verilebilir. Ayrıca kaptoril, nitropurisid, nikardipin de kullanılabilir.

Hastanın klinik durumuna göre anti ödem verilebilir. %20 Mannitol 0. 25-1 gr/ kg şeklinde ve dexametazone 4x8 mg/gün IV olarak verilebilir.

Baş ağrısı varsa parasetamol 15-20mg/kg/ veya max doz: 100mg/mg/gün doz 4 ile 6 saate bir IV verilebilir.

Bulantı- kusma için metoklopramide 10 mg 3x1IV verilebilir.

Nöbet varlığında levetiracetam 20-60 mg/kg yükleme yapılabilir.

Hastanın anksiyetesi varsa diazepam10 mg1x1IV kullanılabilir.

Ajitasyonu varsa haloperidol 5 mg 3x1 verilebilir.

Vazospazm en sık SAK sonrası 2'inci gün ile 3 hafta arasında görülmektedir. Nimodipin kullanımının vazospazmda koruyucu etkisi gösterilmiştir. Nimodipinde serebral vazodilatasyon yapıcı etki mevcuttur. 1-2 mg/saat IV infüzyon şeklinde verilebilir.

En önemli komplikasyon anevrizmanın tekrar kanamasıdır. Kalp basıncı,baş ağrısı ve bulantı-kusma olması durumunda analjeziklerin ve antiemetiklerin de hastanın semptomlarını kontrolde etkili olduğu unutumamalıdır.

Eğer anevrizmaya bağlı ise endovasküler embolizasyon nöroşirurjikal klipslemeye tercih edilir. Ancak cerrahi tedavi yöntemine anevrizmanın yeri, boyutu ve morfolojik özelliklerine göre karar verilmelidir.

AKUT BAKTERİYEL MENENJİT

Menenjit subaraknoid aralık ve meninkslerin akut enfeksiyonudur. Toplum kökenli bakteriyel menenjit,düşük gelirli ülkelerde küresel bir sağlık sorunu olmaya devam etmektedir. Yetişkinlerde akut bakteriyel menenjit % 30'u aşabilen bir mortaliteye sebep olabilir. Beyin dokusu bakteri tarafından invaze edilmese de konjesyon, ödem ve iskemi gelişebilir.

Etyoloji

Toplum kaynaklı yetişkin menejitinde s. pneumoniae, n. menengitidis ve l. monocytogenes en sık rastlanan etkenlerdir. Ancak virüs, mantar, parazit ve diğer bakterilere bağlıda menenjit olabilir.

Semptom ve Bulgular

Şiddetli baş ağrısı, ateş, kusma, epileptik nöbet, şuur bulanıklığı ve koma olabilir. Papil ödem, ense sertliği, kerning ve brudzinski belirtileri, patolojik refleksler görülebilir.

Tanı

BT/MR/MR venografi yapılablir. BOS incelemesi en iyi tanı aracıdır. BOS'ta polimorfonükleer hücreler görülür, BOS basıncı yüksek olabilir, nötrofil hakimiyeti vardır. (1000-10000/mm3) sonradan mononükleer hücre oranı artar, protein artabilir (>45 mg/dl) ve glukoz düşük olabilir.

Tedavi

Hızlı ve ampirik tedavi zorunludur. Tedaviye tanısal test sonuçları beklenmeden başlanmalıdır. Antibiyotikler; BOS'a geçebilen, etken mikroorganizmaya duyarlı, uygun dozda ve uygun sürede kullanılmalıdır.

18-50 yaş ve sonrası: 3. kuşak sefalosporin +vankomisin

İmmün yetmezlik durumu ve BOS şantı: Vankomisin + ampisilin ve seftazidim

Kafa kaide kırığı ve travmasında: 3. kuşak sefalosporin+vankomisin IV verilir.

Baş ağrısı ve ateş için parasetamol solüsyonu 500 mg 3x1,bulantı- kusma için metoklopramide 10 mg 3x1 verilebilir.

Dehidratasyon ve hiponatreminin düzeltilmesi, nöbet varsa antiepileptik başlanması, serebral ödem varsa osmotik diüretikler veya kortikosteroidlerin başlanması, dissemine intravasküler koagülasyon gelişirse düşük moleküllü heparin kullanılması yapılan diğer semptomatik tedavilerdir.

1.3. HERPES SİMPLEKS ENSEFALİTİ

Tüm mevsimlerde ve yaş gruplarında ortaya çıkabilir. Herpes simpleks virüs (HSV-1) erişkinlerdeki herpes ensefaliti tablolarından hemen hepsinden sorumludur.

Etyoloji

En sık herpes simleks ensefaliti görülmekle beraber; mantar, bakteri, parazitlere bağlı ensefalit olabilir. Ayrıca az sayıda otoimmun ensefalit olguları da bildirilmiştir.

Semptom ve Bulgular

Akut başlayan başağrısı, ateş, kişilik değişikliği, konuşma bozukluğu, miyalji, uykuya meyil, konfüzyon, sensoriyal afazi, temporal nöbetler ve menengial tutuluma bağlı ense sertliği beklenir. Babinski pozitif olabilir. Derin tendon refleksleri artmış olarak alınabilir.

Tanı

Herpes ensefalitinde BOS incelemesinde; basınç hafif artmış, görünüm berrak, protein yüksek, glikoz normal, hücre olarak lenfosit hâkimiyeti mevcut. Virüse özgü antikorlar serumda ve BOS' da saptanabilir. PCR' da virüs DNA, sı saptanabilir.

MR: Erken dönemde frontal, bilateral temporal ve limbik tutulum olabilir. Kontrastlı MR da T1'de hipointens ve T2'de hiperintens hemorajik infarkt alanları görülebilir. BT: Erken evrede normal olabilir veya fronto temporal bölgede hipodansite gözlenebilir. EEG'de temporofrontal trianguler yavaş dalga paroksizmleri görülebilir.

Tedavi

Erken tedavi hem nörolojik sekelleri hemde mortaliteyi azaltır. Parenteral olarak asiklovir (10 mg/kg/gün) dozlarında 14-21 gün süre ile verilir.

Nöbetleri için tedaviye karbamazepin (600 mg/gün) eklenebilir. Antiödem tedavisi gerekebilir.

1.4. SEREBRAL VENÖZ TROMBOZLAR (SVT)

Her yaş grubunda görülebilir. Genç erişkinlerde en sıktır. Özellikle 20-35 yaş arası sık görülmektedir. Kadınlarda erkeklere göre 3 kat daha fazla görülmektedir. Prognozu genellikle iyi seyretmektedir. En sık superior sagittal sinüs ve transvers sinüs trombozu görülür.

Etyoloji

Kan akımındaki staz, genç kadınlarda hem puerperyum hem de gebelik, enfeksiyonlar, kafa travması, maligniteler, kollajen doku hastalıkları, koagülasyon bozuklukları, oral kontraseptif kullanımı, Herediter nedenler, kardiyak hastalıklar, dehidratasyon, hareketsizlik, yüksek irtifa SVT ye yol açabilir.

Semptom ve Bulgular

Hastalarda baş ağrısı en sık görülen semptomdur. Hasta hayatında yaşadığı en şiddetli baş ağrısı diye tarif eder. Bulantı, kusma, bulanık görme, konuşma bozukluğu, görme kaybı, fokal veya jeneralize epileptik nöbetler, intrakraniyal basınç artışına bağlı papilödem ve hemiparezi olabilir.

Tanı

Klinik durumdan şüphelenilmesi halinde trombozun radyolojik olarak beyin MR ve MR Venografi ile gösterilmesi gerekir. Baş ağrısı yapan diğer patolojilerin ayırıcı tanısının yapılması önemlidir. Hemogram, biyokimya paneli, D-dimer ve protrombin zamanına rutin bakılmalıdır.

Tedavi

Kesin tanı konulduğu anda tedaviye acilen başlanmalıdır. Antikoagülasyon ana tedavi yöntemidir. Düşük molekül ağırlıklı heparin, anfraksiyone heparine karşı daha üstün bulunmuştur.

Medikal tedavi olarak örneğin dalteparin 100 IU/kg/12 saat veya 200 IU/kg/24 saat dozunda kullanılabilir.

SAK konusunda anlatıldığı gibi baş ağrısı için parasetamol, bulantı-kusma için antiemetik, ajite ve anksiyöz ise anksiyolitik kullanılabilir.

Endovasküler yaklaşımlar, balon anjiyoplasti, mekanik trombektomide yapılan cerrahi işlemlerdir.

1.5. TEMPORAL ARTERİT (TA)

Dev hücreli arterit, 50 yaşın üzerindeki bireyleri etkileyen bir vaskülittir. TA spesifik olarak aort ve eksternal karotid arterleri ve dallarını etkiler. Genellikle temporal arter bölgesinde meydana gelir. Temporal arter hassas, kalınlaşmış ve eritemli olabilir.

Semptom ve Bulgular

Baş ağrıları, dev hücreli arterit ile ilişkili en sık görülen semptom olup genellikle sıkıcı, yanıcı ve donuk olarak tanımlanır. Hastaların % 50'si geçici görsel semptomlar yaşamaktadır. Ayrıca ateş, anoreksi, yorgunluk ve kilo kaybı eşlik edebilir. Yine mononöropati ve periferik polinöropati, vertigo ve işitme bozukluğu gibi nörolojik belirtileride olabilir. Oftalmoskopik muayenede, optik disk ödemli ve soluk olabilir.

Tanı

1) 50 yaşından itibaren semptom veya bulguların gelişimi,
2) Kafada yeni başlangıclı veya yeni tip lokalize ağrı,
3) Servikal arterlerin arteriyosklerozu ile ilişkili olmayan palpasyona temporal arter hassasiyeti veya azalmış nabız,
4) Eritrosit sedimantasyon hızı (ESR); 50 mm / saat ve üstü olması
5) Genellikle çok çekirdekli dev hücrelerle birlikte mononükleer hücre infiltrasyonu veya granülomatöz inflamasyonun baskınlığı ile karakterize vasküliti gösteren arterli biyopsi örneği. Tanısal biyopsi % 98, 9'lık bir oranla pozitif sonuç verir.

Bu 5 kriterin en az 3'ünün varlığı TA için % 93. 5'lik bir duyarlılık taşır. Gözlenen diğer laboratuvar anormallikleri arasında anemi, trombositoz, lökositoz, yüksek alkalen fosfataz, hipoalbüminemi, yüksek C-Reaktif Protein (CRP) seviyeleri ve hipotroidi sayılabilir.

Tedavi

Erken tedavi daha fazla görme kaybı olasılığını azaltabilir.

TA de 1mg/kg gün prednizolon başlangıç dozu ile dramatik yanıt alınır. Genellikle 3-4 hafta boyunca tek veya bölünmüş dozlarda 40-60 mg prednizolon önerilir.

Görsel belirtileri olan hastalar için alternatif bir rejim intravenöz metilprednizolon pulse tedavisidir. (ardışık 3 gün boyunca günde 1 gram).

Baş ağrısı için parasetamol solüsyonu 500 mg 3x1 verilebilir.

Metotreksat, rituksimab, siklofosfamid ve aspirin TA'da steroidle beraber kullanıldığında sinerjistik etkileri olduğu çalışmalarda rapor edilmiştir. Görme kaybı dışındaki çoğu TA semptomu, tedavinin başlamasından sonraki 24 ila 72 saat içinde düzelir.

1.6. BENİNG İNTRAKRANİAL HİPERTANSİYON(IIH) VEYA PSEUDOTÜMÖR SEREBRİ (PTS)

Daha çok gençlerde; ancak her yaşta da görülebilir. Özellikle şişman kişilerde görülür. Ayrıca yüksek rakımda yaşayanlarda görülür. Nedeni bilinmemekle beraber BOS emilim bozukluğu suçlanmaktadır.

Etyoloji

Oral kontraseptif, A vitamini yüksekliği, tetrasiklin kullanımı, troid hastalıkları, Addison hastalığı, anemi, pıhtılaşma bozuklukları, Behçet sendromu, lupus, lyme hastalığ, böbrek hastalıkları, kronik hipertansiyon, büyüme hormonu, steroidler

Semptom ve Bulgular

Baş ağrısı idiyopatik intrakraniyal hipertansiyonun en yaygın semptomudur. Gözlerin arkasından başlayan, ayağa kalktığında veya efor ile artan şiddetli başağrısı, ağrının şiddeti giderek artar ve tüm başa yayılır. Kafa derisine dokunma ile hassasiyet vardır. Pulsatil tinnitus, bulantı ve kusma, baş dönmesi, bulanık görme, diplopi, omuz ve sırt ağrısı, boyun tutulması olabilir. Papil ödem varlığı, ancak papilloödemsiz IIH, kronik günlük baş ağrısı olan hastalarda oldukça yaygındır.

Tanı

Nörolojik bulguların normal olması, BT nin normal olması. LP de BOS basıncının yüksek olması tanı koydurucudur. Perfüzyon MR pseudotümör serebri tanısında yararlıdır. BOS basıncının 25 cm su dan yüksek olması teşhis için anlamlıdır. En önemli komplikasyonu görme kaybıdır.

Tedavi

Tedavide asetalozamid 250 mg günde 2-5 kez verilebilir. Furosemid ve topiramat kullanılabilir. Tedavide steroid kullanımının yeri yoktur. Kilo vermek tedavinin başarısı için şarttır. Diyetisyen kontrolünde diyet yapılmalıdır. Beyin omurilik sıvısının üretimini azaltmak için sıvı ve tuzlu besinler kısıtlanmalıdır.

İlaç tedavileri ile yeterince başarı sağlanamayan hastalarda aralıklı BOS boşaltıcı LP veya ameliyat yapılması gerekebilir. Bu cerrahi prosedürler şant ameliyatı ve optik sinir kılıf fenestrasyonu şeklindedir.

1.7. SERVİKAL ARTER DİSEKSİYONU

Servikal arter diseksiyonu karotis veya vertebral arterleri içerir. Diseksiyonlar damar duvarının en içteki iç tabakasında bir yırtılma olduğunda ortaya çıkar. Kanama daha sonra psödolümen oluşturabilir. Bu nedenle, diseksiyon intrakraniyal olarak uzanırsa, psödoanevrizma veya rüptür oluşumuna daha kolay yol açabilir ve subaraknoid kanamaya neden olabilir.

Etyoloji

Boyuna doğrudan darbe, hiperekstansiyon veya kontralateral rotasyon, kafatası tabanı kırıkları, yoğun hapşırma veya öksürme, omurga manipülasyonu kendiliğinden veya küçük travma ile de ortaya çıkabilirler. Bununla birlikte, genetik, anatomik veya çevresel risk faktörleri ile ilişkili olan spontan diseksiyon da yaygındır. Servikal arter diseksiyonu genç erişkinlerde sık görülen inme nedenidir.

Semptom ve Bulgular

Ortalama olarak, semptomlar travmadan 2 ila 3 gün sonra ortaya çıkar. Baş ağrısı veya boyun ağrısı ile başvuran herhangi bir hastada pulsatil kulak çınlaması, azalmış tat hissi veya yeni nörolojik defisitler dahil olmak üzere diseksiyonu düşündüren semptomları sorgulamak gerekir. Kranial sinirlerin nörolojik muayenesi normal ise servikal diseksiyondan şüphelenmelidir.

Tanı

Konvansiyonel anjiografi disseksiyon tanısında eskiden beri kullanılan en iyi incelemedir. Konvansiyonel anjiyografi yerine giderek daha fazla oranda MR ve MR Anjiografi veya BT ,BT Anjiografi tercih edilmektedir.

Tedavi

Yaygın olarak antikoagülan ve bazı durumlarda da antiagregan ilaçlar kullanılmaktadır. Etkinlik olarak aralarında bir fark olmadığı yapılan çalışmalarda görülmüştür.

Düşük moleküllü heparin kullanılması en uygun tedavi seçeneklerindendir. Örneğin enoksoparin 1 mg/kg/12 saat veya 1, 5 mg/kg/24 saat SC şeklinde kullanılabilir.

İkincil korumada hastanın kliniğine göre aspirin 75-150 mg olarak uzun süre verilebilir. Ayrıca tiklopidin ve klopidogrel verilebilir.

Baş ağrısı için non steroid antienflamatuar ilaçlar veya parasetamol 500 mg 3x1 verilebilir.

Alternatif bir tedavi seçeneğide endovasküler stent takılmasıdır.

1.8. BEYİN TÜMÖRLERİNE BAĞLI BAŞ AĞRILARI

Patofizyoloji

Tüm baş ağrılarında öncelikle beyin tümörü akla gelmelidir. Hekim görüntüleme ile tümör olasılığını dışlamalıdır. İnoperabl beyin tümörü nedeniyle artmış kafa içi basıncı (ICP) hastalarda ölümcül sonuçlarla birlikte hayatı tehdit eden değişikliklere sebep olabilir. Bu tümörlere genellikle periferik ödemler eşlik eder. Bu nedenle artan ICP'nı iyi yönetmek ve tedavi etmek gerekir. Ayrıca hidrosefali ve intrakranial hipertansiyona sebep olabilirler.

Semptom ve Bulgular

Ağrının sürekli olması önemli bir bulgudur. Yeni gelişen ve sürekli olan baş ağrısının eski ağrılarından farklı olması önemli bir uyarıdır. Beyin tümörüne bağlı baş ağrısı, çoğunlukla gerilim tip baş ağrısı ile karışabilir. Ancak gerilim baş ağrısı bile arada geçer, tümör baş ağrısı hiç geçmez. Bulantı-kusma, baş dönmesi, dengesizlik, konfüzyon, diplopi, paresteziler, güçsüzlük, dizartri, kişilik ve davranış değişiklikleri görülebilir.

Tanı

Erken tanı çok önemlidir. Hastanın nörolojik muayenesi önemli bilgi verir. Derin tendon reflekslerinin artması, patolojik refleslerin varlığı önemlidir. Baş ağrısı özellikleri ve/veya muayenede en küçük şüphe olduğunda MR, BT gibi incelemeler yapılmalıdır.

Tedavi

Tıbbi olarak genellikle beyin tümörü nedeniyle artmış kafa içi basıncının acil tedavisinde: %20 Mannitol 0. 25-1 gr/ kg ve kullanabiliriz. Eğer herniasyon bulguları varsa yükleme tedavisi yapılabilir. Dexamethasone 4x8mg/gün olarak verilebilir.

Baş ağrısı için parasetamol, bulantı için antiemetik, ajite ve anksiyöz ise anksiyolitik kullanılabilir.

Hastalara en iyi yaşam kalitesini sağlamak ve uygun cerrahi tedavi seçeneği sunmak için; primer lezyon, sistemik metastaz ve intrakraniyal lezyonunun ciddi araştırılması gerekir.

1.9. DÜŞÜK BEYİN OMURİLİK SIVISI BAŞ AĞRISI

Patofizyoloji

lomber ponksiyon (LP) sonrasında en sık görülen klinik sorunlardan biri düşük beyin omurilik sıvısı baş ağrısı olmasıdır. LP'ların %30-40'ında düşük BOS basıncına bağlı olarak gelişmektedir. Patofizyolojisi için iki olası açıklama mevcuttur: BOS kaybına bağlı olarak ağrıya duyarlı intrakraniyal yapıların desteğini kaybedip sarkma göstermesiyle bu yapıların traksiyona uğraması ve BOS kaybına bağlı intrakraniyal basınçtaki azalmaya sonucu ağrılı intraserebral vazodilatasyon olmasıdır.

Tanı

Başağrısının % 70-90'ı ilk 2-3 gün içerisinde başlar. Daha çok frontalde ve oksipitalde olup oradan da boyun ve omuzlara yayılmaktadır. Genellikle pozisyoneldir. Oturduktan veya ayağa kalktıktan sonra 15 dakika içinde kötüleşir ve yattıktan sonra 15 dakika içinde düzelir.

Bu hastalarda başağrısına ek olarak bulantı, kusma, baş dönmesi, tinnitus, duyma kaybı, diplopi, kortikal körlük, kraniyal sinir paralizileri ve nöbetlerde olabilir. İntrakraniyal basıncı artıran herhangi bir hareket (öksürme, hapşırma gibi) semptomları artırabilir.

Gutsche işareti; Oturan hastada sert/keskin bir abdominal basınç uygulanmasıyla semptomlarda geçici azalma olmasıdır. Ayrıca ense sertliğide olabilir.

Tedavi

Hiçbir medikal tedavi almadan %85'i 6 hafta içerisinde spontan iyileşebilir.

Epidural kan yaması; esas tedavidir. BOS basıncını arttırmak, fibrin ve platellet formasyonunu stimüle etmek için uygulanır. Başarı oranı ilk uygulamada %90, ikincisinde ise %96 olarak tespit edilmiştir

Baş ağrısı bir hafta içinde kendiliğinden veya epidural yama ile omurilik sıvısı kaçağının etkili tedavisinden sonra 2- 5 gün içinde düzelebilir.

Kafein; 1000cc SF içinde 500 mg IV infüzyon şeklinde %70-80 etkili bulunmuştur.

Aminofilin 1-1,5mg/kg tek başına veya 0,1mg/kg deksametazon IV ile kombine kullanılabilir.

IV sıvılar, emetikler, opiatlar, cola, kahve kulanılabilir.

1.10. HİPERTANSİYON BAĞLI BAŞ AĞRILARI

Patofizyoloji

Hipertansiyon vücuttaki tüm damar sisteminde, bu arada kapalı bir kutu olan beyin içinde de basıncın yükselmesine neden olur. Kafa içindeki kan basıncının artması baş ağrısı ve diğer semptomlara sebep olabilir. Hiçbir nedene bağlı olmaksızın ortaya çıkan şiddetli baş ağrıları uyarıcı olmalıdır.

Semptom ve Bulgular

Toplumda sürekli "sinsi düşman" olarak adlandırılan hipertansiyon, hastalarda oluşturduğu stres sonucu gerilimi artırmakta ve buda baş ağrısına sebep olmaktadır. Ayrıca terleme, ateş basması, nefes darlığı, ölüm korkusu, kulak çınlaması, burun kanaması, baş dönmesi, bulantı, çarpıntı, göğüs ağrısı, dispne, diplopi ve körlük, konvülzyon, koma olabilir.

Teşhis

Sistolik kan basıncının ≥180 mm Hg veya diastolik kan basıncının ≥110 mmHg den yüksek olması durumunda baş ağrısı olabilir. Zonklayıcı tarzda şiddetli baş ağrıları görülür. Hipertansif ensefalopati ve fokal nörolojik bulgular görülebilir.

Tedavi

Gerçek hipertansif acillerde hızlı ve intravenöz (IV) tedavi planlamak gerekir. Baş ağrısının azalması için hipertansiyonun hızlıca regüle edilmesi gerekir.

KB >230/140 mmHg ise nitroprussid : 0. 25-10 µg/kg/dk IV infüzyon veya nimodipin: IV; 1-2 mg/saat infüzyon verilebilir.

KB; 180-230/105-140 mmHg ise furosemid: IV 40-120 mg/kgverilmelidir.

Baş ağrısı için parasetamol, bulantı için antiemetik, ajite ve anksiyöz ise anksiyolitik kullanılabilir.

Hipertansiyonu olan hastalar, hekimin vermiş olduğu tansiyon ilaçlarını düzenli kullanmak, doktor tavsiyesi olmadan ilaçları bırakmamak, dozunu değiştirmemek ve ilaç değişikliği yapmamak ile mükelleftir. İlaç kullanımı kadar ve hatta ondan daha önemli nokta ise doktor ya da diyetisyen tarafından önerilen tansiyon yükselmesini önleyici diyete uyulmasıdır.

1.11. POSTRAVMATİK BAŞAĞRILARI

Travma sonrası kalıcı baş ağrısı, beyin sarsıntısı sonrası ortaya çıkan en belirgin ve yüksek oranda bildirilmiş kalıcı beyin sarsıntısı semptomlarından biridir. Daha çok frontalde olur. Stres, ışık, yüksek ses gibi hassasiyeti arttırıcı, duyarlılığa eğilimli tetikleyicilere kademeli maruz kalmak baş ağrısını artıracağından uzak durmak gereklidir.

Postravmatik baş ağrılarına genellikle parsetamol 500mg 3x1 veya parasetamol 500 mg+kafein 30 mg+ kodein fosfat 10 mg gibi kombine analjeziker etkilidirler. İnvazif olmayan nörotimülasyon teknolojileri dahil olmak üzere farmakolojik olmayan fizik tedavi, akupunktur gibi tedavilerde kullanım için önerilmiştir.

2. PRİMER BAŞ AĞRILARI

2.1. AKUT MİGREN VE ATAK TEDAVİSİ

Patofizyoloji

Migren yarım baş ağrısı olarak bilinir ancak tüm başta da hissedilebilir. Ağrı, serebral disfonksiyona bağlı oluşan sürecin sadece bir dönemidir. Migren atağının genellikle beynin birçok bölümünün etkilendiği "nörojenik" bir "başlangıç dönemi" ile ortaya çıktığı kabul edilir.

Auralı migrende semptomların, karşı serebral hemisferin arkadan öne doğru yayılan, olasılıkla önce nöronal bir hipereksitabilite hali ve ardından nöronal metabolik gereksinimlerde bir azalma ile şekillenen reaktif bir depresyon (spreading depresyon) sonucu geliştiği düşünülmektedir. Olasılıkla bu durum oligemidir. Yine nörojenik modele göre, trigeminovasküler sistem uyarılır ve vazodilatasyon oluşur, vazodilatasyon da ağrıya neden olur denmektedir. Migren patogenezine ait onlarca mekanizma var biz sadece bir-iki tanesine değindik.

Semptom ve Bulgular

Migren baş ağrısı atak halinde gelişen, zonklayıcı vasıfta olan, 4-72 saat süren, bulantı -kusma ile fotosonofobi eşlik eden, İş kaybına sebep olan fiziksel aktivite ile artan,genellikle tek taraflı olan, orta şiddete ve şiddetli bir baş ağrısıdır. Migren baş ağrılarının %80 kadarı aurasız, % 20 kadarı auralıdır.

Kronik migren ICHD'da son 3 aydır olan, 15 günden fazla süren ve hastanın en az 8 günü migren tipi baş ağrısı şeklinde devam eden ağrı olarak bilinir.

Tanı

Tanı öykü ile bırakılır. BT ve MR ile yer kaplayıcı lezyonlar ekarte edilir.

Tedavi

Hasta hastalığın klinik gidişatı ve tedavisi hakkında aydınlatılmalıdır. Ayrıca yaşam şeklini düzeltme ve tetikliyicilerden kaçınma konusunda bilgilendirilmelidir.

Migrenin tedavisi akut atak ve proflaktik tedavi olarak iki gruba ayrılır. Biz acil serviste akut atak tedavisinde kullanılan ilaçların bazı örneklerini yazacağız.

1. Basit ve kombine analjezik

Hafif–orta şiddete migren ataklarında etkindirler. Basamaklı tedavide önce basit analjezik kullanılır. Sıklıkla tek başlarına ya da kafein veya anti-emetik bir ilaç ile kombine şekilde verilirler. Metamizol 500-1000 mg, asetamiofen1000 mg, asetil salisilik asit 650-1000 mg, kafein ve opioidler ile yapılan üçlü kombinasyonları. Oral, IV, IM formları mevcuttur.

2. Non-steroidal anti-enflamatuarlar (NSAİ)

Bu ilaçlarda hafif ve orta şiddete migren ataklarında etkindirler. Son yıllarda naproksen ve triptanların kombine kullanımının etkinliği artığına dair çalışmalar var.

Naproksen750-1000mg, ketoprofen 30-60 mg, diklofenak 50-100 mg ve diğerleri. Bu ilaçlarında oral IV, IM formları mevcuttur. NSAİ'ların gastrointestinal yan etkileri için proton pompa inhibitörleri verilebilir.

3. Triptanlar

Orta ve ağır şiddetteki migren ataklarında kullanılırlar. Ağrının ve hastanın özelliklerine göre triptan ve uygulama yolu seçilir. Triptanlar koroner arter hastalığı ve hipertansiyonu olanlarda kullanılmamalıdır.

Akut atak tedavisinde kullanıllan bazı ilaçlar ve maksimum dozları:

Sumatriptan ilk seçenektir. SC 4-6 mg dozlarında enjectable sumatriptan 15 dakika içinde %75 olarak ağrıyı gidermektedir. Sumatriptan nazal sprey 20 mg olarak 30 dakikada etkili bulunmuştur. Zolmitriptan 5 mg nazal sprey ve 10 mg oral formu etkilidir. Frovatriptan yarılanma ömrü en uzun olan triptandır.

4. Anti-emetikler

Bulantı ve kusmanın eşlik ettiği ağrı ataklarında kullanılırlar. Ayrıca ilaç emilimini artırarak ağrı kesicinin etkisini yükseltirler. En çok 20 mg maksimum dozda kullanılan metoklopramidir. Trimetobenzamidde kullanılmaktadır.

5. Kortikosteroidler

Çalışmalar kortikosteroidlerin baş ağrısında etkili olduğunu göstermektedir. Deksametazon 10-20 mg başlanıp 3 gün içinde tedricen azaltılabilir. Metil prednisolon 100 mg izotonik solüsyon 100cc ile 10 dakika içinde infüzyon şeklinde verilebilir.

100 cc İzotonik veya % 5 dextroz solüsyonu + metamizol 500-1000 mg + diazepam 10 mg + metoklopramide 10 mgn kombinasyou 15 dakika içinde infüzyonla verilebilir.

Migren Statusu

72 saatten daha fazla süren ataklar migren statusu olarak kabul edilir. Arada 3 saatlik ağrısız dönemler olabilir. Damar yolu açılır sıvı replasmanı yapılır. Ayrıca IV farmokoterapi yapılır. Tedavide:

Proklorperazin 5-10 mg veya metoklopramid10 mg,Sumatriptanın 100 mg SC parenteral veya nazal formları ile diğer triptanlar kullanılabilir.

Ek olarak deksametazon 10-25 mg IV, diazepam 5-10 mg IV verilebilir. Ağrı halen devam ediyorsa ketorolak 30mg ve 60 mg IV ya da IM, opioidler, klorpromazin 0. 1 mg/kg IV ya da IM uygulanabilir.

Migren proflaksisinin nöroloji polikliniğinde düzenlenmesi ve takibi uygun olacaktır.

Ayrıca farmakolojik olmayan tedavi seçenekleri olarak; gevşeme egzersizleri, biofeedback, akupunktur, hipnoz ve diğer fiziksel tedavileri sıralayabiliriz.

2.2. GERİLİM TİPİ BAŞ AĞRISINDA AKUT ATAK TEDAVİSİ (GTBA)

Patofizyoloji

Primer baş ağrısı bozuklukları içerisinde en sık görülen GTBA dır. Baş ve boyun bölgesindeki miyofasial tetik noktaları ve santral nosiseptif bozukluklar ağrı oluşumunda etkilidirler.

Semptom ve Bulgular

Bilateral temporal ve oksipital bölgelerde lokalize ağrılar olur. Basınç-sıkışma hissi vardır. Ağrıya bulantı, kusma ve fotosonofobi eşlik etmez. Fiziksel ve psikososyal stres, menstürasyon, postür ve pozisyon bozuklukları, anksiyete, depresyon ve somatoform bozukluklar tetikleyici faktörlerdir.

Tanı

Başağrısının ayda 15, yılda 180 günden fazla olması ve bu durumun 6 aydır devam ediyor olması gerekir. Ayrıca baş ağrısı ataklarının yarım saat ile 7 gün arasında sürmesi anlamlıdır. Kranial MR normaldir.

Tedavi

GTBA'da farmakolojik tedavi yöntemlerinde basit analjezikler, kombine analjezikler ve antidepresan ilaçlar kullanılmaktadır.

Asetil salisilik asit 500- 1000 mg 3x1, parasetamol 500-1000 mg 3x1, metamizol 500-1000 mg 3x1 verilebilir.

NSAİ naproksen sodyum, 275-550 mg 2x1 , ibuprofen, 200-800 mg 2x1yeterli olmaktadır. NSAİ'ların gastrointestinal yan etkileri için proton pompa inhibitörlerini unutmamak gerekir.

Parasetamol+kafein veya ASA+parasetamol+kafein kombinasyonlarıda kullanılabilir. Gerilim baş ağrısıyla birlikte kişide depresyon belirtileri de genellikle yaygın olduğundan ilk tercih edilecek ilaçlar antidepresanlar olacaktır.

Amitriptilin 50-75mg/gün kullanılabilir. SSRI'lar ve SNRI'lar uygun hastalarda başarıyla kullanılabilirler. Bu ilaçlar Nörolog tarafından proflakside de verilebilir.

Gevşeme egzersizleri, biofeedback, akupunktur, hipnoz ve diğer fiziksel tedaviler farmakolojik olmayan tedavi seçenekleridir.

2.3. KÜME BAŞ AĞRISI VE ATAK TEDAVİSİ

Patofizyoloji

Küme baş ağrısı (KBA) gerilim ve migren baş ağrısından sonra en sık görülen primer baş ağrılarındandır. Fizyopatolojik olarak kavernös sinüs ve ilişikte olduğu venlerde nörojenik inflamasyon gösterilmiştir. Bu inflamasyonun sebebi de büyük olasılıkla trigemino-vasküler sistemin aktivasyonu olduğu şeklinde kısaca tarif edebiliriz.

Semptom ve Bulgular

Ağrının tek taraflı, çok şiddetli, orbital yerleşimli ve kısa süreli olması çok tipik ve tanı koydurucudur. Uykudan uyandırır. Her gün aynı saatte olur. Otonom bulgular eşlik eder. Konjunktival kanlanma, kızarma, göz yaşarması, burun tıkanıklığı, burun akması, alında ve yüzde terleme olabilir. Ağrının başlaması ve sonlanması 15-180 dakika arasındadır. Ağrı sıkıcı, oyucu, sıkıştırıcı, basınç hissi tarzındadır. Bazen ağrı migrendeki gibi zonklayıcı, nabız atar gibidir. Erkeklerde daha sık görülür.

Tanı

Hastanın nörolojik muayenesi, laboratuvar değerleri ve kranial MR'ı genellikle normal sınırlardadır.

Baş ağrısı çok şiddetli olduğundan hızlı etki eden ilaçların, parenteral ve nazal formları tercih edilmelidir. İlk seçenek tedavi; yüz maskesi ile 15-20 dakika süre ile dakikada 7-12 lt, %100 oksijendir. Bu uygulama ile yaklaşık 7 ile 10 dakika içerisinde ağrıda %90 oranında azalma sağlanmaktadır.

Triptanlardan özellikle SC veya nazal olarak uygulanan formları tercih edilmektedir. Sumatriptan ilk seçenektir. SC 4-6 mg dozlarında enjectable sumatriptan 15 dakika içinde %75 olarak ağrıyı gidermektedir. Sumatriptan nazal sprey 20 mg olarak 30 dakikada etkili bulunmuştur. Zolmitriptan 5 mg nazal sprey ve 10 mg oral formu etkilidir.

Kortikosteroid 1mg/kg/gün olarak başlanır. İlk dozun alımını takiben genellikle 24-48 saat sonra ataklar sonlanır.

Diğer tedavilerden; Oktreotid, somatostatin analoğu olup akut atağı önleyebilir. 100 mcg SC uygulanır.

%10 luk lidokainin etkin olduğu bildirilmiştir. Pterygopalatin fossaya denk gelen bölgeye 5 dakika süre ile uygulanır. Nazal damla olarak %4-6 lık lidokain solüsyonda aynı şekilde uygulanabilir. Dihidroergotamin 1. 0 mg İM, İV uygulanabilir.

Hastaya nöroloji poliklinik kontrolü önerilir. Verapamil, antiepileptikler, lityum karbonat proflakside verilebilir.

Cerrahi uygulamalar yapılabilir. Amaç trigeminal sinire lokal anestezikler, alkol, gliserol vererek ağrıyı azalmaktır. Ayrıca radyofrekans, termokoagülasyon, gamma knife radyocerrahi, mikrovasküler dekompresyon blokaj yada anatomik kesi yaparak ağrı atakları önlenebilir.

2.4. PAROKSİSMAL HEMİKRANİA

Ağrıya eşlik eden ipsilateral otonomik bulgular nedeniyle trigeminal otonomik sefaljiler grubuna dahil edilmiştir. Ağrısı bir gözde ve şakak bölgesindedir. Kış aylarında daha sık olur. Hasta atak sırasında yerinde duramaz. Kadınlarda daha sıktır. Menstruasyon paroksismal hemikrania'yı presipite edebilir.

SEMPTOM VE BULGULAR

Ağrılara aynı gözde yaşarma, kızarma ve burun akıntısı eşlik edebilir. Ataklar ortalama 20 dakika sürebilir. Hasta ağrısının niteliğini zonklayıcı olarak tarif eder. Bulgular küme başağrısı ile benzer özelliktedir.

Tanı

Nörolojik muayenesi, laboratuvar değerleri ve beyin MR'ı genellikle normaldır.

Tedavi

İndometazine 150- 225 mg/gün ile dramatik cevap alınır. Piroksikam 20-40 mg kısmi düzelme sağlamış. Oksijen kısmen etkilidi. Sumatriptan enjectable 6 mg lık enjeksiyon ile hastalarda yanıt elde edilmektedir. Asetozolamide 750 mg/gün kullanılabilir.

2.5. SUNCT/SUNA

Short lasting Unilateral Neuralgiform headache attacks with Conjunctival injection and Tearing (SUNCT). Patogenezde, trigeminovasküler sistemin etkilenmesi üzerinde durulmaktadır. Erkek/kadın oranı 2/1'dir. Ortalama görülme yaşı 50 dir.

Semptom ve Bulgular

Unilateral, orbital-supraorbital ya da temporal yerleşimli, 5-240 saniye süren ağrıların olması klinik için anlamlıdır. Konjunktival kızarıklık, konjesyon, yaşarma, kısa süreli tek yanlı nevraljiform başağrısı atakları olabilir. Ortalama günde

16 atak, pulsatil, zonklayıcı, yanma, bıçak saplanması ya da elektrik çarpması şeklinde tarif ederler.

Tanı

Nörolojik muayenesi, laboratuvar değerleri ve beyin görüntüleme genellikle normal sınırlardadır.

Tedavi

Lidokain %2 lik infüzyonu 1-3 mg/dk dozunda IV veya SC uygulanabilir. İntravenöz lidokainin atakları hızlı ve tamamen ortadan kaldırdığı gösterilmiştir. Oksipital sinir blokajının etkili olduğunu gösteren yayınlar vardır. Diğer seçenekler arasında topiramat 400 mg/gün ve gabapentin 800-2700 mg/gün vardır. Karbamazepin 400 mg/gün tedavisinin sekizinci gününde, lamotrijin 150 mg/gün tedavisinin beşinci gününde tama yakın oranda ağrı kontrolü sağlanmıştır. Prednizalon 20-100mg dozunda verilebilir.

2.6. HİPNİK BAŞ AĞRISI (UYKU BAŞAĞRISI)

Bilateral, zonklayıcı ve birden başlayan karakterde bir ağrıdır. Otonom bulgu eşlik etmemektedir. Uykuda (REM) dönemde ortaya çıkmakta ve kişiyi uyandırmaktadır. Kadınlarda daha sık görülmektedir. Ortalama görülme yaşı 55 tir.

Semptom ve Bulgular

Özellikle gece saat 01. 00 ile 03. 00 saatleri arasında görülmektedir. Kendiliğinden geçer. Olguların %25 kadarı hemikraniyaldir. Nadiren ağrıya bulantı, kusma ve fotosonofobi eşlik eder. Ayda 15 kez veya daha fazla sıklıktadır. Genellikle 15 ile 60 dakika sürmektedir.

Tedavi

Tedavide lityum karbonat 300 ile 600 mg/ gün önerilmektedir. Yan etkileri nedeniyle bu tedaviyi alamayanlarda ve akut atak tedavisinde kafein ve kafein içeren analjezikler etkili bulunmuştur. İndometasin, flunarizin, prednizolonda denebilir.

2.7. PRİMER CİNSEL EYLEMLE İLİŞKİLİ BAŞAĞRISI

Seksüel aktiviteyle ile ortaya çıkan, şiddeti giderek artan ve orgazm sırasında ani gelişen şiddetli patlayıcı özellikte başağrısıdır. Ağrı başta dolgunluk şeklindedir. Orta yaş erkeklerde sık olur.

Semptom ve Bulgular

Genellikle 1 dakika ile 3 saat arası sürer. Bilateral künt bir ağrı, orgazmla birlikte çok şiddetlenir ve zonklayıcı bir hal alır. Kişinin gergin, sıkıntılı olduğu zamanlar daha çok görülür.

Tanı

Nörolojik muayene, laboratuvar, MR ve MR anjiografi de özellik saptanmaz.

Tedavi

Önleyici tedavi olarak cinsel aktiviteden 30-60 dakika öncesinde özellikle indometazin (50 mg) veya başka NSAİ verilebilir.

Yalnızca isimlerini sıralamakla yetineceğimiz sekonder baş ağrılarından: Beyin absesi, subdural ampiyem, spinal epidural abse, serebral iskemi, transiskemik atak, glokom, iritis, optik norit, nitratlar ve MAO inhbitorleri intoksikasyonu, alkol çekilmesi, CO zehirlenmesi, feokromastioma, hipoksi, hipoglisemi, hiperkapni, preeklamsi, otitis , odontojenik ve sinüzit en çok görülen bazı örneklerdir.

Yine sık görülen primer baş ağrılarından; primer gök gürültüsü başağrısı, madde kullanımı ve kesilmesine bağlı başağrısı, primer saplanma baş ağrısı, primer öksürük baş ağrısı, primer egzersiz baş ağrısı, rakımla ilişkili başağrısı ve kraniyal nevraljiler yaşamlarının herhangi bir kesitinde acil servislere başvurabilirler.

Acil serviste baş ağrılarına yaklaşımı denizden bir damla olarak spot bilgi şeklinde kısaca yazmağa istedik. Ancak baş ağrısı çalışma grupları ve diğer tıp branşlarının katkısı il geniş katılımlı çalışmalar yapılabilir. Bu sayede acil serviste bütün baş ağrılarına yaklaşımla ilgili daha kapsamlı eserler yazılabilir. Saygılarımla

KAYNAKÇA

1. Edlow JA, Panagos PD, Godwin SA, Thomas TL, Decker WW. Clinical policy: Critical issues in the evaluation and management of adult patients presenting to the emergency department with acute headache. J Emerg Nurs. 2009 Jun; 35(3):e43-71
2. Godwin SA, Cherkas DS, Panagos PD, Shih RD, Byyny R, Wolf SJ. Clinical Policy: Critical Issues in the Evaluation and Management of Adult Patients Presenting to the Emergency Department With Acute Headache: Approved by the ACEP Board of Directors, 2019 Oct;74(4):e41-e74.
3. Edlow JA, Malek AM, Ogilvy CS. Aneurysmal subarachnoid hemorrhage: update for emergency physicians. J Emerg Med. 2008 Apr;34(3):237-51.
4. Raya AK, Diringer MN. Treatment of subarachnoid hemorrhage. Crit Care Clin. 2014 Oct; 30(4): 719-33. doi: 10. 1016/j. ccc. 2014. 06. 004.
5. Long B, Koyfman A, Runyon MS. Subarachnoid Hemorrhage: Updates in Diagnosis and Management. Emerg Med Clin North Am. 2017 Nov;35(4):803-824. doi: 10. 1016/j. emc. 2017. 07. 001.
6. Sansing LH. Intracerebral Hemorrhage. Semin Neurol. 2016 Jun;36(3):223-4. doi: 10. 1055/s-0036-1583296.

7. Gross BA, Jankowitz BT, Friedlander RM. Cerebral Intraparenchymal Hemorrhage: A Review. JAMA. 2019 Apr 2;321(13):1295-1303.
8. Cui Y, Zhang Z, Huo X, Dai J, Zheng G, Feng X, Wang C. The correlation between lateralization of intracerebral hemorrhage in basal ganglia and handedness. Acta Cir Bras. 2013 Mar; 28(3):228-32.
9. Acute Bacterial Meningitis. Continuum (Minneap Minn). 2018 Oct;24(5, Neuroinfectious Disease):1264-1283.
10. Acute Bacterial Meningitis. Davis LE. Continuum (Minneap Minn). 2018 Oct;24(5, Neuroinfectious Disease):1264-1283.
11. Eizuru Y. Nihon Rinsho. [Herpes simplex virus encephalitis]. 2003 Feb; 61 Suppl 2:107-11.
12. Dekonenko EP, Umanskiĭ KG. [Acute viral encephalitis]. Klin Med (Mosk). 1994; 72(5):67-71. ([[Gonzalez-Gay et al. , 2006]]) sürecektir ([[Hellman & Hunder, 2005]]). J Neuroophthalmol. 2019 Mar;39(1):82-93.
13. Bousser MG, Ferro JM. Cerebral venous thrombosis: an update. Lancet Neurol 2007;6:162-170
14. Coutinho JM, Zuurbier SM, Aramideh M, Stam J. The incidence of cerebral venous thrombosis: a cross-sectional study. Stroke 2012;43:3375-3377
15. Pamuk ON, Donmez S, Karahan B, Pamuk GE, Cakir N. Giant cell arteritis and polymyalgia rheumatica in northwestern Turkey: clinical features and epidemiological data. Clin Exp Rheumatol 2009;27:830–3.
16. Myklebust G, Gran JT. A prospective study of 287 patients with polymyalgia rheumatica and temporal arteritis: clinical and laboratory manifestations at onset of disease and at the time of diagnosis. Br J Rheumatol 1996;35:1161–8.
17. Friedman DI. Headaches in Idiopathic Intracranial Hypertension. Nat Rev Neurol. 2012. Dec;8(12):700. 10. doi: 10. 1038/nrneurol. 2012. 223.
18. Wall M. The headache profile of idiopathic intracranial hypertension. Cephalalgia 1990;10:331-335.
19. Lee VH, Brown RD, Jr. , Mandrekar JN, Mokri B. Incidence and outcome of cervical artery dissection: A population-based study. Neurology. 2006;67:1809–1812.
20. Arnold M, Kappeler L, Georgiadis D, Berthet K, Keserue B, Bousser MG, et al. Gender differences in spontaneous cervical artery dissection. Neurology. 2006;67:1050–1052.
21. Mazerand E, Gallet C, Pallud J, Menei P, Bernard F. Acute intracranial hypertension management in metastatic brain tumor: A French national survey. Cephalalgia 33(9):629–808
22. Grant R. Overview: brain tumour diagnosis and management/Royal College of Physicians guidelines. J Neurol Neurosurg Psychiatry. 2004; 75(suppl 2):ii18-ii23.
23. Newton HB. Primary brain tumors: review of etiology, diagnosis and treatment. Am Fam Physician. 1994;49(4):787-797
24. Gordon N. Spontaneous intracranial hypotension. Dev Med Child Neurol 2009;51(12):932-5.
25. Grimaldi D, Mea E, Chiapparini L, Ciceri E, Nappini S, Savoiardo M, et al. Spontaneous low cerebrospinal pressure: a mini review. Neurol Sci 2004;25:135-7.
26. Waters WE. Headache and blood pressure in the community. British Medical Journal, 1971, 1, 142-143.
27. Russo A, D'Onofrio F, Conte F, Petretta V, Tedeschi G, Tessitore A. Post-traumatic headaches: a clinical overview. Neurol Sci. 2014 May;35 Suppl 1:153-6. doi: 10. 1007/s10072-014-1758-9.
28. Larsen EL, Ashina H, Iljazi A, Al-Khazali HM, Seem K, Ashina M, Ashina S, Schytz HW. Acute and preventive pharmacological treatment of post-traumatic headache: a systematic review. J Headache Pain. 2019 Oct 21;20(1):98.
29. Assarzadegan F, Asadollahi M, Hesami O, Aryani O, Mansouri B, N Beladi moghadam. Secondary headaches attributed to arterial hypertension. Ir J neurol 2013; 12(3): 106-11

30. Lange R, Schwarz JA, Hohn M. Acetylsalicylic acid effervescent 1000 mg (AspirinH) in acute migraine attacks; a multicentre, randomized, double-blind, single-dose, placebo-controlled parallel group study. Cephalalgia 2000; 20: 663-667.
31. Silberstein, SD. Practice parameter-evidence-based guidelines for migraine headache (an evidence-based review): Report of the Quality Standards Sub-committee of the American Academy of Neurology for the United States Headache Consortium. Neurology 2006, 55: 754-762.
32. Fumal A, Schoenen J. [Tension-type headache]. Rev Neurol (Paris). 2005 Jul; 161(6-7):720-2.
33. Bendtsen L, Jensen R. Treating tension-type headache -- an expert opinion. Expert Opin Pharmacother. 2011 May; 12(7):1099-109.
34. Goadsby PJ. Pathophysiology of cluster headache: a trigeminal autonomic cephalgia. Lancet Neurol. 2002 Aug; 1(4):251-7.
35. Guo XN, Lu JJ, Ni JQ, Lu HF, Zhao HR, Chen G. The role of oxygen in cluster headache. Med Gas Res. 2019 Oct-Dec;9(4):229-231. doi: 10. 4103/2045-9912. 273961.
36. Sjaastad O, Dale I. A new (?) Clinical headache entity "chronic paroxysmal hemicrania". Acta Neurol Scand 1976;54(2):140-59.
37. Cittadini E, Matharu MS, Goadsby PJ. Paroxysmal hemicrania: a prospective clinical study of 31 cases. Brain 2008;131(Pt 4):1142-55.
38. Liang JF, Wang SJ. Hypnic headache: a review of clinical features, therapeutic options and outcomes. Cephalalgia. 2014 Sep; 34(10):795-805.
39. Holle D, Naegel S, Obermann M. Pathophysiology of hypnic headache. Cephalalgia. 2014 Sep; 34(10):806-12.
40. Vergallo A, Baldacci F, Rossi C, Lucchesi C, Gori S. Sexual headache: two familiar orgasmic headache cases and review of the literature. Acta Neurol Belg 2015;115:757–58
41. Johns DR. Benign sexual headache within a family. Arch Neurol 1986; 43: 1158–1160.
42. Cutrer FM, De Lange J. Cough, Exercise, and Sex Headaches. Neurol Clin 2014; 32: 433–50.

BÖLÜM 2

KRONİK MİGREN: RİSK FAKTÖRLERİ, MEKANİZMASI VE TEDAVİSİ

Ayfer ERTEKİN[1]

EPİDEMİYOLOJİ

Kronik migren hayat kalitesi ve sosyoekonomik fonksiyon üzerine şiddetli etki ile birlikte hastanın günlük yaşantısını etkiler. Genel popülasyonun % 1-2'sini ve migren hastalarının yaklaşık % 8'ini oluşturur. Kronik migren yıllık yaklaşık % 3 oranında epizodik migrenden gelişir. İki yıllık kronikleşme ile birlikte hastaların % 26'sı remisyona gider ve geri dönüşümlüdür (1). Epizodik migren hastaların yaklaşık % 3'ünde şiddetli başağrısı ile ilişkili dizabilite (özürlülük), migren özürlülük değerlendirme ölçeği tarafından belirlenmiş(MIDAS olarak da bilinir),kronik migren hastalarında % 25 oranında tesbit edilmiştir (2).

Tanım ve Sınıflandırma

Uluslararası başağrısı sınıflandırma derneğinin(ICHD-3 Beta) tanı ktiterlerine göre, kronik migren son 3 aydır en az 8 günü migren tipi olmak üzere ayda 15 günden fazla migren tanı kriterlerini karşılayan başağrısı olanları tanımlamaktadır (3).

Epizodik ve kronik migren baş ağrısı bozuklukları için tanı kriterlerinin uluslararası sınıflandırılması ICHD-3 (3):

Epizodik migren

- A. Geçmişte, B ve D kriterlerini dolduran en az 5 atak geçirmiş olmak
- B. Başağrısı ataklarının 4-72 saat sürmesi (tedavisiz ya da başarısız tedavi girişimi)
- C. Başağrısının aşağıdaki özeliklerden en az 2 ve fazlasını içermesi – tek taraflı yerleşim – zonklayıcı karakter – orta ve şiddetli ağrı – rutin fiziksel aktivitelerle ağrının şiddetlenmesi ve aktivitelerden kaçınma(örneğin, yürüme ve merdiven çıkma)
- D. Ağrıya aşağıdaki semptomlardan bir ya da fazlasının eşlik etmesi: - bulantı ve/veya kusma

1 Dr.,Özel Hayat Hastanesi, Nöroloji Kliniği, Siirt/Türkiye.e.mail: ayfertekin1976@gmail.com.

- fotofobi ve fonofobi
- E. ICHD-3 tanısı ile açıklanamayan başka bir durum hastalığının olmaması
- Kronik migren: ICHD-3 tanı kriterlerine göre
- B ve C kriterlerini karşılayan son 3 aydır en az 8 günü migren tipi olmak üzere ayda 15 günden fazla başağrısı (gerilim tipi ve/veya migren benzeri)
- '1.2 auralı migren*için B ve C kriterlerini karşılayan, 1.1 aurasız migren* için B ve D kriterlerini dolduran en az 5 atak geçirmiş olmak, ≥3 ay boyunca ayda ≥8 gün
- ICHD-3 tanısı ile açıklanamayan başka bir durum hastalığının olmaması

ICHD-3 'e (Ref. 3) göre kronik migren ve epizodik migren için tanı kriterleri. Mevcut sınıflandırma sisteminde (ICHD-3), ilaç aşırı baş ağrısı ICHD-3 tanımlandığı gibi hariç tutulmalıdır. * ICHD-3 tanı kriterlerine göre.

Risk Faktörler

Epizodikten kronik migrene dönüşme riskini artıran en önemli faktörler akut migren ilaçlarının aşırı kullanımı, etkisiz akut tedavi, obezite, depresyon ve boşanma veya yakın zamanda dul olmak gibi stresli yaşam olaylarıdır (1).

Akut Migren İlaçlarının Aşırı Kullanımı

Muhtemelen migren kronifikasyonu için en önemli risk faktörü, ayda >15 günde analjezik alımı veya ayda 10 gün triptan alımı olarak tanımlanan akut migren ilaçlarının aşırı kullanımıdır (3). Akut migren ilaçlarının düzenli alımı artan baş ağrısı sıklığına yol açar, bu da migrenin ilerlemesini kolaylaştırır. Bu sebeple, akut ilaç aşırı kullanımının kesilmesi baş ağrısını önemli ölçüde hafifletilmesine yol açar ve profilaktik migren ilaç etkinliğini kolaylaştırır (4).

Akut Migrenin Etkisiz Tedavisi

Migrenin etkisiz akut tedavisi, kronifikasyon için önemli bir risk faktörüdür. Amerikan Migren Prevalansı ve Önlenmesi Çalışması'nda migreni olan 5.000'den fazla hastada elde edilen son veriler, etkisiz akut tedavinin etkili akut tedaviye kıyasla migren kronifikasyonu riskini iki katına çıkardığını göstermiştir. Bu ilişkinin altında yatan kesin mekanizmalar açık değildir, migren akut tedavisinin etkisizliği, akut ilaç alımının daha sık alımına ve/veya artan doz alımına sebep olur, bu da baş ağrısının ilerlemesine yol açar (5).

Obesite ve Metabolik Sendrom

Migren progresyonunda uzun zamandır bilinen diğer bir risk faktörü obesite, epizodikden kronik başağrısına dönüşüm, kronik günlük baş ağrısı gelişimi için yüksek bir risk ve ayda başağrısı gün sayısında artma ile ilişkili olduğu gösterilmiştir (1). Obezite ile birlikte insülin direnci önemli ölçüde kronik migren riskini artırır; gerçekten de, bu kombinasyon epizodik migren olanlara göre kronik migren olan kadınlarda daha yaygındır (oran oranı 13.2) (6). Kadınlarda, metabolik sendrom ile kronik migren ve ilaç aşırı ilişkilisi daha yüksektir (7).

Diğer Risk Faktörler ve Komorbid Faktörler

Kronik migren komorbiditeleri

Somatik komorbiditeler

- Allerjiler
- Astım bronşit, kronik bronsit dahil
- Amfizem, kronik obstrüktif akciğer hastalığı
- Sinüzit
- Dolaşım sorunları
- Kalp hastalığı
- Hipertansiyon
- Hiperkolesterolemi
- İnme veya serebrovasküler olay
- Ülserler
- Artrit
- Psikiyatrik komorbiditeler
- Anksiyete
- Bipolar hastalık
- Kronik ağrı (baş ağrısı dışında)
- Depresyon.

Yukarıda bahsedilen hastalık ve semptomlar epizodik migreni olanlara göre kronik migreni olan kişilerde anlamlı olarak daha yaygındır (8).

Koruyucu Faktörler

Migren ataklarının eşik değerini yükselten fiziksel egzersiz, stess yönetimi, profilaktik tedavi, yüksek kültür ve eğitim seviyesi gibi birçok koruyucu faktörler vardır.

Patofizyolojik Mekanizmalar

Migren patogenezi ağrıya duyarlı yapılar olan meninksler ve kan damarlarının yanı sıra beyin parankimindeki kortikal ve subkortikal birçok yapıyı ilgilendirir. Migren atağındaki en belirgin semptom olan şiddetli ve ısrarcı başağrısı gözönüne alındığında, patogenezin temelinde başın ağrı duyusunu algılayan trigeminal ve üst servikal sinirlerin ve bunlar tarafından innerve olan meninksler ve kan damarlarının (tümü kısaca trigeminovasküler sistem (TSVS olarak adlandırılır) aktivasyonunun yattığı düşünülebilir.Migrenli bireylerin yaklaşık üçte birinde, başağrısının başlangıcından 15-60 dakika önce, geçici nörolojik disfonksiyonla karakterize aura fazı görülür. Migren aurası, kortikal yayılan depolarizasyon (KYD), tüm nöron ve glia hücrelerini etkileyen, gri cevherde dakikada 2-6 mm hızla ilerleyen bir depolarizasyon ve buna eşlik eden nöronal aktivitede(elektroensefalografi gibi)depresyon dalgasıdır. KYD insan beyninde bir veya birkaç ki girusu içerecek şekilde yayılabilir ve tuttuğu kortikal bölgeye göre görsel, sensorimotor veya lisan ile ilgili belirtilere neden olur (9).Trigeminal ve otonom sistemlerin fonksiyonlarının çeşitli biyobelirteçleri kronik migren interiktal durumunu epizodik migren interiktal döneminden ayırır. Özellikle kalsitonin genine bağlı peptid (CGRP) ve vazoaktif intestinal peptidin (VIP) interiktal düzeyleri kronik olarak epizodik migrene göre daha yüksektir ki bu durum kronik migrenin trigeminal ve kranial otonom sistemin interiktal aktivitesini değiştirdiğini düşündürmektedir (10) (11). Tekrarlayan trigeminal nosiseptif stimülasyon, periakuaduktal gri madde (PAG) dahil olmak üzere ağrı modülasyon sisteminin çeşitli yerlerinde aktivasyonlara yol açar. Ayrıca, PAG'ye yakın veya içinde nöronlar migren atakları sırasında artan aktivite göstermektedir(1). Migrende kutanöz allodini gelişiminde rol oynayan bir başka beyin yapısı ve bu nedenle migrenin kronikleşmesinde katkıda bulunanan yapı talamustur (12). Hayvan modelleri üzerinde yapılan araştırmalar, kronik migrende topiramat(13), valproat (14) ve CGRP-reseptör antagonistleri(15) gibi birçok önleyici tedavinin, trigeminal nosiseptif girdiye yanıt olarak talamik aktiviteyi modüle ettiğini ve migrenin kronikleşmesinde talamusun rolünü doğruladığını göstermiştir. Trigeminal sistem içinde ağrıya sık sık maruz kalmanın etkileri dışında, yetersiz akut ağrı tedavisi ve akut baş ağrısı ilacın artan alımı sonucu başka bir mekanizma ile migren kronikleşmesine yol açabilir (5). Hayvan deneylerinde, triptanların günlük alımı, artmış kutanöz allodini ile beraber merkezi duyarlılaşmaya yol açar ve (16) kortikal yayılan depresyona yatkınlığı artırır (17).

Tedavi

İlk adım predispozan faktörlerin sıkı kontrolü, en önemlisi akut ilaç aşırı kullanımının önüne geçilmesidir. Avrupa Nörolojik Bilimler Federasyonu kılavuzu (EFNS) erkenden akut ilaç aşırı kullanımın sonlandırılmasının profilaktik migren tedavisi ile kombinlenmesini tavsiye eder (18). Predispozan faktörlerin sıkı kontrolüne ek olarak, kronik migren için migren profilaktik ilaçlarla standart farmakolojik tedavi tablo 1'de, botulinum nörotoksin A enjeksiyonları, invaziv ve noninvaziv nöromodülasyon ve nörostimülasyon tedavileri Tablo 2'de özetlendiği gibi kronik migren tedavisinde yerini almaktadır (1).

Tablo 1. Kronik migren farmokolojik tedavisi - kanıt, yararları ve sınırlamalar

Tedavi	Kanıt*	Yararları	Sınırlamalar
Farmakolojik ve diğer önleyici tedaviler			
Topiramat	>1 RCT	• Noninvaziv • Uygun maliyetli	Nadir durumlarda, depresif semptomların şiddetlenmesi gibi oldukça ciddi psikolojik ve bilişsel yan etkiler
Kandesartan,amitriptilin, valproat,gabapentin, tizanidin	≥1 RCT her ilaç için	• Noninvaziv • Uygun maliyetli	İlaca-spesifik yan etkiler ve kontrendikasyonlar
Memantin, pregabalin, milnacipran, atenolol, zonisamid, duloksetin	Küçük, kısmen açık etiket çalışmaları ve küçük vaka serisi	• Noninvaziv • Uygun maliyetli	•İlaca-spesifik yan etkiler ve kontrendikasyonlar •Düşük kanıt düzeyi

Tablo 2. Kronik migren invaziv ve noninvaziv nöromodülasyon tedavisi-- kanıt, yararları ve sınırlamalar

Tedavi	Kanıt*	Yararları	Sınırlamalar
Nöromodülasyon			
Botulinum nörotoksin A	>1 RCT + a meta-a-naliz	İyi tolere; belirli hasta alt popülasyonlarında ve farmakolojik olarak inatçı migreni olan hastalarda yararlı olabilir	•Kas içi enjeksiyonların olağan riskleri: ağrı, şişlik, enfeksiyon, morarma, pitoz, baş duruşunda güçsüzlük •Pahalı
ONS	≥1 RCT + bir meta-analiz	Diğer taraftan inatçı migreni olan hastalarda faydalıdır	•Tedavi invaziv ve ciddi uzun süreli komplikasyon-lara sahiptir: enfeksiyon, deri erozyonu, kurşun göçü ve/veya kırılma, uyarıcı ci-haza bağlı kronik ağrı veya stimülasyon • Ilımlı toplam etki boyutu
SONS	küçük vaka serisi	ONS etkilerini artırabilir	• ONS'de görülene benzer ciddi komplikasyonlar • Çok düşük kanıt düzeyi • Kronik migren için, sadece invaziv SONS + ONS kombinasyonu için ulaşılabilir veri.
tVNS	≥1 RCT	Noninvaziv	Şu anda uzun vadeli etkileri ve sonuçları hakkında hiç-bir bilgi yok
High-frequen-cy rTMS	Küçük bir açık etiket çalışması	Noninvaziv	Çok düşük kanıt düzeyi

* Kanıtlar özellikle kronik migren bağlamında derecelendirilmiştir; epizodik migrende birçok ilaç için yüksek kanıt değeri olmasına rağmen, bu durum genellikle kronik migren için yoktur. GON, büyük occipital sinir; ONS, occipital sinir stimülasyon; RCT, randomize kontrol çalışmaları; Rtms, tekrarlayıcı transkranial magnetik stimülasyon; SONS, supraorbital stimulasyon;Tvns, transkutanöz vagal sinir stimülasyon (1).

Farmokolojik Tedaviler

Standart önleyici tedaviler betablokerler, topiramat veya valproat içerir. Topiramat çift-kör randomize kontrol çalışmalarında araştırılan tek ilaçtır. Etkili bir şekilde günlük başağrılarının azaltır, kısmen iyi tolere edilir. Parestezi ve iştahsızlık en sık görülen yan etkileridir. Migrene eşlik eden fotofobi, fonofobi ve kusma sıklığının azaltır. Ayrıca, epizodik migrenden kronik migrene progresyonu önler. Epizodik migren çalışmasında (INTREPID) 26 hafta boyunca 100 mg topiramat ile yüksek sıklıkta epizodik migrenin kronik günlük başağrısına progresyonu önlenemedi. Başka bir açık etiketli çalışma, topiramatın betablokerlerle birleştirilmesinin refrakter kronik migren de dahil olmak üzere refrakter migreni olan hastalara daha fazla fayda sağladığını ileri sürmüştür. Buna karşılık, kronik migren için topiramat ile propranolol kullanımını araştıran bir randomize kontrol çalışmasında tek başına topiramat ile kıyaslandığında kombinasyonun hiçbir yararı olmadığını göstermiştir. Topiramat kronik migren hastalarında ilaç aşırı kullanımı geri çekilmeksizin, aşırı ilaç kullamını da hafifletmek için de kullanıldığı bildirilmiştir. Bugüne kadar, topiramat yüksek kaliteli kanıtlar ile özellikle kronik migren de etkinliği ve güvenliği gösterilen tek oral ilaçtır. Tek bir randomize kontrol çalışmasında diğer önleyici tedaviler kandesartan, amiptriptilin, sodyum valproat, gabapentin ve tizanidin kronik migren de etkili olduğu gösterilmiştir. Küçük, açık etiketli bir çalışmada, duloksetin kronik günlük baş ağrısı ve komorbid depresif bozukluğu olan 30 hastada haftada baş ağrısı gün sayısını ve depresif semptomları azaltmıştır. Bu ilaçların etkisi olan mekanizmalardan biri kortikal yayılan depresyon bastırılması: kronik, ama akut değil, sıçanlarda kortikal yayılan depresyonu azaltmak için topiramat, valproat veya propranolol kullanımı gösterilmiştir (1). Kronik migreni olan bazı hastalar yukarıda tartışılan oral koruyucu ilaçlar ile iyileşme göstermezler. Farmakolojik olarak inatçı migreni olan hastalar için, diğer köklü tedavi seçenekleri arasında CGRP veya reseptörüne karşı antikorlar gibi ortaya çıkan yeni tedavilerdir (19). Diğer tedaviler arasında, botulinum nörotoksin A ve nöromodülatör yöntemler ile enjeksiyonlar inatçı migren olan hastalara faydalı olabilir.

Diğer Tedavi Yöntemleri

GON blokaj:

Migren de özellikle kronik migrende lokal anestetikler ile GON blokajı yaralı tedavi seçeneklerinden birisi olabilir. Protuberentia oksipitalis externa ile mastoid arasında çizilen hayali hattın 1/3 medyalinde oksipital arterin palpasyonundan sonra onun medyaline 23 G insülin enjektörü ile 1.5 ml %0.5 bupivakaine ve 1 ml saline karışımı periosta kadar iğne itildikten sonra 1 mm geri çekilerek negatif aspirasyon ile damar da olmadığı tesbit edildikten sonra tek kadran da yapılabilir. Başlangıçta haftalık 4 kez sonra aylık yapılması etkinliği artırmaktadır. Komplikasyonlar ve yan etkiler olarak enjeksiyon yeri enfeksiyonu, hematom, vertigo, bulantı, nadiren kardiak aritmi, epilepsi nöbeti, solunum baskılanması, lokal anestetiğe hipersensivite reaksiyonu sayılabilir. Steroid ile ilgili yan etki olarak Cushing sendromu, enjeksiyon yerinde fokal alopesi ve kutanöz atrofi söylenebilir. Ayrıca GON blokajı kranial defekti olanlarda, enjeksiyon yeri enfeksiyonu olanlarda ve lokal anestetiklere alerjisi olanlarda yapılmamalıdır. Yapılan çalışmalar tekrarlayıcı blokların tek bloktan daha etkili olduğunu göstermiştir. Blokların ne kadar süre haftalık ya da aylık yapılacağına ilerdeki çalışmalar ışık tutacaktır. Büyük occipital sinir blokajı dışında, diğer periferik sinir blokajların migrende etkinliğini gösteren çalışma yoktur. Periferik sinir blokajları büyük occipital sinir blokajına yanıtsız olgularda uygulanabilir (20).

Botulinum Toksin-A Uygulaması

Botulinum nörotoksin A (BoNT-A) bugüne kadar, epizodik migren için değil özellikle kronik migren için onaylanmış tek tedavi. İki büyük ölçekli faz III randomize kontrol çalışmalarında ,phase III research evaluating migraine prophylaxis Therapy(PREEMPT) 1 ve 2, en az 155 U dozda BoNT-A'nın akut ilaç aşımı olan veya olmayan kronik migren hastalarında toplam baş ağrısı gün sayısını; frontal, temporal, oksipital ve boyun kaslarında her 12 haftada bir enjekte edildiğinde, etkili bir şekilde azalttığını göstermiştir. BoNT-A kronik migren hastalarında kronik ilaç aşırı kullanımı ve kronik migren ile komorbid depresyonu olan hastalarda depresif semptomları da azaltmıştır

BoTN-A uygulamalarının henüz uzun vadeli güvenirliliği, etkinliği ve tolerabilitesi üzerine veriler olmamasına rağmen, devam eden Chronic Migraine Onabotulinum Toxin A Prolonged Efficacy Open Label (COMPEL) çalışmasında 12 haftada bir uygulanan 9 siklus BoNT-A enjeksiyonlarının uzun süreli etkinliği, güvenirliliği ve tolerabilitesi üzerine calışmalar devam etmiştir (1).

Botulinum toksin enjeksiyonlarının olası etki mekanizması periferik duysal sinir terminallerinden substans P,glutamat A,CGRP inhibisyonudur (20). BoNT-A sıçan trigeminal ganglion kültürlerinde proinflamatuar proteinlerin ekspresyonu azaltmış, ve bu nedenle nörojenik inflamasyonu bastırmıştır (21). Diğer taraftan, kronik migren patogenezinde periferik ve santral nosiseptörlerin duyarlılaşması migrenin kronikleşmesinde anahtar mekanizmalarından biri olduğu düşünülürse, BoNT-A'nın duyarlı nosiseptif aferentler üzerindeki etkisi özellikle ilgi çekicidir. Sıçan deneylerinde muhtemelen periferik nosiseptörler ve meningeal dural C liflerine ardışık transitoz ve aksonal taşıma ile BoNT-A alımı, CGRP salınımını inhibe edebilir (22).

Nöromodülasyon

Migren tedavisinde farmokolojik tedaviler ilk seçenek olsa da ilaç yan etkileri, ilaç etkileşimleri, komorbid durumlar ve dirençli olgular nedeniyle bazı hastalarda medikal tedaviye yeterli düzeyde yanıt alınmaz. Özelikle son yıllarda gelişen teknoloji ile beraber kronik migren tedavisinde nörostimülasyon giderek önem kazanmaktadır

Occipital Sinir Stimülasyon(OSS)

Occipital sinir stimülasyonu elektrotların subkutan olarak occipital bölgeye yerleştirildiği yöntemdir. Yaygın kullanımda değildir, sadece bu alanda özelleşmiş, başağrısı kliniklerinde, seçilmiş olgularda uygulanabilmektedir. Randomize kontrol çalışmalarında kronik migren ve kronik küme başağrısı hastalarında %50 üzerinde olumlu yanıt bildirilmiştir (23).

Supraorbital Stimülasyon(SONS)

Periferik ve santral etki ONS ile aynı olan, 3 ay süre ile günde 20 dakika uygulama sonucu ağrılı gün sayısında istatiksel olarak azalma gözlenmiştir. ABD ve Avrupa'da kronik migrende onaylı ilk STS cihazı: Cephaly. Cihaza bağlı yan etkiler: cihaz bölgesinde elektrik akımını takiben parestezi, uyku düzeninde değişiklikler ve deri reaksiyonları (20).

Transkraniyal Manyetik Stimülasyon(TMS)

Nöral dokuda depolarizasyona yol açarak etki ettiği düşünülür. Occipital bölgeye tekrarlayıcı veya tek pulse olarak uygulanabilir ve kronik migren de etkinliği ile yeterli veri bulunmamaktadır.

Non İnvazif Vagal Sinir Stimulasyonu(T-VNS)

Etki mekanizması tam olarak bilinmemekle beraber nükleus trigeminalis caudalis'den glutamat salınımının inhibe ettiği düşünülmektedir. Yan etki profili plasebo ile benzerdir (20). Çift kör randomize kontrol çalışmasında, kronik migrende 1Hz'de vagal sinirin auriküler transkutanöz stimulasyonu 28 günde başağrısı gün sayısını azaltmada etkili olduğu gösterildi (24). Buna ek olarak, servikal tVNS açık etiketli bir çalışmada hem epizodik hem de kronik migrende, migren ataklarının sıklığı, şiddeti ve süresinde önemli bir azalma bulundu (25). Hem invaziv hem de noninvaziv VNS sıçanlarda kortikal yayılan depresyonu inhibe ettiği gösterilmesine rağmen(26), VNS'nin migreni iyileştirme mekanizması tam olarak anlaşılamamıştır.

SONUÇLAR

Kronik migren ciddi sosyoekonomik sonuçları olan genel toplumun %1-2 sini etkileyen bir hastalıktır. Kronik migren genelikle yıllık %3 oranında epizodik migrenden gelişir ve bu kronikleşme geri dönüşümlüdür. Kronik migren için çeşitli risk faktörleri saptanmıştır, ancak patofizyolojik mekanizmalar tam olarak anlaşılamamıştır Kronik migren için risk faktörleri; aşırı akut migren ilaçlarının kullanımı, etkisiz akut migren tedavisi, obesite, depresyon, düşük sosyoekonomik durum, stresli hayat olaylarıdır. Migrenin kronikleşmesinin önlenmesi esastır ve bireysel migren ataklarının yeterli tedavisi, önleyici ilaçların erken başlatılması ve analjezik aşırı kullanımının önlenmesi gerekir. Önemli veriler hala eksiktir: en önemlisi, epizodik migren için standart tedavi olarak kullanılan ilaçlar, kronik migrendeki etkinliği açısından sistematik olarak araştırılmalıdır. Ayrıca, bazı çalışmalar kronik migrende periferik nörostimülasyon yöntemlerinin kullanımını desteklese de, nörostimülasyon temelli ve nöromodülatör tedavi seçeneklerinin büyük bir kısmının daha fazla araştırılması gerekmektedir.

KAYNAKÇA

1. May A, Schulte LH. Nature Reviews Neurology.2016 Aug;12(8):455-64.doi:10.1038/ nrneurol
2. Buse DC, Manack AN, Fanning KM,et al. Chronic migraine prevalence, disability, and sociodemographic factors: results from the American Migraine Prevalence and Prevention Study. Headache .2012 Nov-Dec;52(10):1456-70.
3. Headache Classification Committee of the International Headache Society (IHS). The International Classification of Headache Disorders, 3rd edition (beta version).2013 Jul;33(9):629-808.
4. Mathew NT, Kurman R, Perez F. Drug induced refractory headache-Clinical features and management. Headache.1990 Oct;30(10):634-8.
5. Lipton RB, Fanning KM, Serrano D,et al. Ineffective acute treatment of episodic migraine is associated with new-onset chronic migraine. Neurology 84, 688–695 (2015).
6. Fava A, Pirritano D, Consoli D,et al. Chronic migraine in women is associated with insulin resistance: a cross-sectional study. Eur. J. Neurol. 2014 Feb;21(2):267-72.
7. He Z, Dong L, Zhang Y,et al. Metabolic syndrome in female migraine patients is associated with medication overuse headache: a clinic-based study in China. Eur. J. Neurol.2015 Aug;22(8):1228-34.
8. Buse DC, Manack A, Serrano D, et al. Sociodemographic and comorbidity profiles of chronic migraine and episodic migraine sufferers. Journal of Neurology, Neurosurgery& Psychiatry. 2010 Apr;81(4):428-32.
9. Erdener,Ş.E,Dalkara, T.(2018). Fizyopatoloji temelinde migren tedavisi.Türk nöroloji derneği başağrısı calışma grubu(Ed), Başağrısı Tanı ve Tedavi Güncel Yaklaşımlar içinde(s.33-35).İstanbul: Galenos Yayınevi.
10. Cernuda-Morollón E, Martínez-Camblor P, Alvarez R,et al.Increased VIP levels in peripheral blood outside migraine attacks as a potential biomarker of cranial parasympathetic activation in chronic migraine. Cephalalgia.2015 Apr;35(4):310-6.
11. Cernuda-Morollón E, Larrosa D, Ramón C,et al.Interictal increase of CGRP levels in peripheral blood as a biomarker for chronic migraine. Neurology.2013 Oct 1;81(14):1191-6.

12. Burstein R, Jakubowski M, Garcia-Nicas E, et al.Thalamic sensitization transforms localized pain into widespread allodynia. Ann Neurol. 2010 Jul;68(1):81-91.
13. Andreou AP, Goadsby PJ. Topiramate in the treatment of migraine: a kainate (glutamate) receptor antagonist within the trigeminothalamic pathway.Cephalalgia. 2011 Oct;31(13):1343-58.
14. Andreou AP,Shields KG,GoadsbyP J. GABA and valproate modulate trigeminovascular nociceptive transmission in the thalamus. Neurobiol Dis. 2010 Feb;37(2):314-23.
15. Summ O, Charbit AR, Andreou AP,et al. Modulation of nocioceptive transmission with calcitonin gene-related peptide receptor antagonists in the thalamus. Brain.2010 Sep;133(9):2540-8.
16. De Felice M, Ossipov MH, Wang R,et al. Triptan-induced latent sensitization: a possible basis for medication overuse headache. Ann. Neurol. 2010 Mar;67(3):325-37.
17. Green AL, Gu P, De Felice M,et al. Increased susceptibility to cortical spreading depression in an animal model of medication-overuse headache. Cephalalgia. 2014 Jul;34(8):594-604.
18. Evers, S,Jensen, R, European Federation of Neurological Societies. Treatment of medication overuse headache guideline of the EFNS headache panel. Eur J Neurol. 2011 Sep;18(9):1115-21.
19. Bigal ME, Edvinsson L, Rapoport AM,et al. Safety, tolerability, and efficacy of TEV-48125 for preventive treatment of chronic migraine: a multicentre, randomised, double-blind, placebo-controlled, phase 2b study. Lancet Neurol. 2015 Nov;14(11):1091-100.
20. İnan,L.E.,Uygunoğlu,U.(2018).Migrende girişimsel işlemler.Türk nöroloji derneği başağrısı çalışma grubu(Ed), Başağrısı Tanı ve Tedavi Güncel Yaklaşımlar içinde(s.85-95).İstanbul:Galenos Yayınevi.
21. Edvinsson J, Warfvinge, K, Edvinsson L. Modulation of inflammatory mediators in the trigeminal ganglion by botulinum neurotoxin type A: an organ culture study. J. Headache Pain 2015;16:555.
22. Lackovic´, Z, Filipovic´ B, Matak I.Botulinum toxin type A activity in cranial dura: implications for treatment of migraine and other headaches. Br. J. Pharmacol.2016 Jan;173(2):279-91.
23. Mercan,Ö.,Uludüz,D.(2018).Migren tedavisinde nöromodülasyon ve tartışmalı tedaviler. Türk nöroloji derneği başağrısı calışma grubu(Ed), Başağrısı Tanı ve Tedavi Güncel Yaklaşımlar içinde(s.98-99).İstanbul: Galenos Yayınevi.
24. Straube A, Ellrich J, Eren O. Treatment of chronic migraine with transcutaneous stimulation of the auricular branch of the vagal nerve (auricular t-VNS): a randomized, monocentric clinical trial. J. Headache Pain. 2015;16:543.
25. Kinfe TM, Pintea B, Muhammad S,et al.Cervical non-invasive vagus nerve stimulation (nVNS) for preventive and acute treatment of episodic and chronic migraine and migraine associated sleep disturbance: a prospective observational cohort study. J. Headache Pain 2015;16:101.
26. Chen SP, Ay I, de Morais AL, et al. Vagus nerve stimulation inhibits cortical spreading depression. Pain. 2016 Apr;157(4):797-805.

BÖLÜM 3

KRONİK MİGRENDE ONABOTULİNUMTOXİNA (BONT-A) KULLANIMI VE HEDEF NOKTALAR

Ayfer ERTEKİN[1]

KRONİK MİGRENDE ONABOTULİNUMTOXİNA (BONT-A) TANIMI

Migren kronik veya epizodik olarak sınıflandırılabilir ve bu terimler klinik çalışmalar ve sistematik incelemeler için uygunluk kriteri olarak yaygın kullanılır **(1)**. Epizodik migren (EM) genellikle ayda 15 günden az başağrısı olan, migren tanı kriterlerini karşılayan hastaları tanımlamak için kullanılır ve resmi kılavuza göre kronik migren tanımı kapsamında olmayan migren için kullanılabilecek bir terimdir **(2)**. Kronik migren (CM), genel nüfusun%2-3'ünü etkileyen ve aşırı dizabiliteye sebep olan en az 3 ay boyunca 15 gün/ay (8 gün/ay migren özellikleri ile) meydana gelen bir baş ağrısıdır. Çoğu klinik çalışma epizodik migren'e odaklanmıştır, kronik migren profilaktik tedavisi ile ilgili çalışmalar azdır. Özellikle kronik migren'li hastalarda çalışılan maddeler şunlardır: valproat [Yurekli vd. 2008], amitriptyline [Couch ve Amitriptyline karşı Plasebo Çalışma Grubu, 2011], gabapentin [Spira et al. 2003], topiramat [Diener vd. 2007; Silberstein ve ark. 2007; Silvestrini ve ark. 2003] ve onabotulinumtoxinA(BoNT-A). Sonuncusu(BoNT-A) kronik migren profilaktik tedavisi için Amerika Birleşik Devletleri Gıda ve İlaç İdaresi (FDA) tarafından onaylanan tek maddedir. Amerikan Nöroloji Akademisi'nin yönergeleri onabotulinumtoxinA'nın kronik migren'li hastalarda etkili olduğu ve kullanılması gerektiğini belirtir [Simpson ve ark. 2016] **(3)**. Onabotulinum toksin A (BoNT-A) kronik migren profilaksisi için seçici olarak onaylanmış tek tedavi yöntemidir **(4)**. İngiltere›de Ulusal Sağlık ve Bakım Mükemmelliği Enstitüsü (NICE), daha önce en az üç farmakolojik profilaksi tedavisine yanıt veremeyen hastalarda ve durumu ilaç aşırı kullanımı için uygun olan kronik migren hastalarına profilaktik tedavi olarak onabotulinumtoxinA önerir. NICE kriterlerine göre, onabotulinumtoxina ile hastalar tedaviye yeterince yanıt vermediğinde (aylık baş ağrısı günlerinin %30 azalması olarak tanımlanan veya hastanın durumunun epizodik migrene dönüştüğünde (üç ay üst üste ayda 15 günden daha az baş ağrısı olarak tanımlanır) durdurulmalıdır **(5)**.

[1] Dr.,Özel Siirt Hastanesi, Nöroloji Kliniği, ayfertekin1976@gmail.com

Bont-A Kimyası ve Kronik Migrenli Hastalarda Etki Mekanizması

BoNT-A, clostridium botulinum isimli bir gram-pozitif çubuk şeklinde anaerobik bakteri tarafından üretilen kontamine konserve veya ev yapımı gıdaların yenmesi sonucu oluşan botulizmden sorumlu bir nörotoksindir **(6)**. BoNT-A, 150 kDa toksik parça, 750 kDa aksesuar hemagglutinin ve BoNT-A stabilitesini sürdürmesi için gerekli olan hemagglutinin olmayan proteinlerden oluşan 900 kDa kompleksidir **(7)**. Toksik fraksiyon, 100 kDa ağır zincirin 50 kDa hafif zincire bağlı olduğu disülfit köprüyle oluşur. Agır zincir presinaptik sonlanma noktasında Polysialoganglioside protein alıcısı ile tanınır ve presinaptik veziküller içine alınır ve bu veziküllerden hafif zincir sitozol içerisine serbestleştirilir. Serbest hafif zincir, sırayla, nörotransmitter salınımı ve plazma membran ile sinaptik veziküllerin tam füzyon için gerekli olan 25 kDa (SNAP-25), sinaptozomal ilişkili proteinin yarılmasından sorumludur **(Şekil 1)**. Aslında, vezikül ilişkili membran protein/ sinaptobrevin ve sintaksin ile SNAP-25 arasındaki etkileşim, presinaptik veziküllerden iyon kanalları, nörotransmitterler ve reseptörlerin dağıtımını kontrol eder **(8)**.

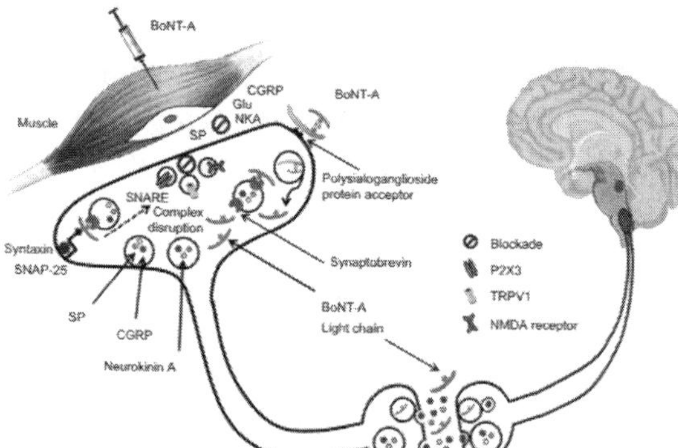

Şekil 1. Migrende BoNT-A: Varsayılan etki mekanizmaları.

Notlar: BoNT-A, periferal sensitizasyonu ve dolaylı olarak merkezi sensitizasyonu tersine çeviren kimyasal bir denervasyona neden olur. Perikranial kaslarda BoNT-A enjeksiyonu nöropeptid (madde P, CGRP) ve nörotransmitter (Glutamat) periferik trigeminal duyusal sinir uçlarından salınımını engeller. BoNT-A ayrıca NMDA glutamat reseptörü, TRPv1 ve P2X3 purinoreseptörlerinin sinir ucu plazma zarına translokasyonu bozar. Hala tartışmalı bir hipotez BoNT-A'nın da merkezi hareket edebileceğini, retrograd aksonal taşıma ve transitoz yoluyla ikinci dereceden nosiseptif nöronlara aktarılabileceğini ileri sürüyor;

Kısaltmalar: BoNT-A, onabotulinum toksin A; CGRP, kalsitonin geni ile ilgili peptid; Glu, glutamat; NMDA, N-methy-D-aspartat; TRPv1, geçici reseptör potansiyeli vanilloid 1; NKA, Neurokinin A; SP, madde P; SNARe, çözünür n-etilmaleimide duyarlı faktör etkili protein reseptörü; SNAP-25, 25 Kd sinaptozomal ilişkili protein (8).

Onabotulinumtoxin A Terapötik Etkinliği

Kronik migren'li erişkinlerde baş ağrısının önlenmesi için enjekte edilen onabotA'nın etkinliği, faz III Research Evaluating Migraine Prophylaxis Therapy (PREEMPT) 1 ve 2 çalışmalarında 1 yıllık bir süre içinde ve faz IV COMPEL çalışmasında 2 yıllık bir süre içinde uzun vadeli olarak değerlendirildi. Buna ek olarak, bir dizi real-dünya çalışmaları genellikle 2 yıla kadar olan dönemler için Avrupa'da rutin klinik uygulamalarda kronik migren'in önlenmesi için onabotA'nın etkinliğini inceledi **(9)**.

PREEMPT I ve **PREEMPT II** analizine göre, başlangıçtan 24. Haftaya kadar başağrısı günlerinin aylık sıklığında (birincil sonlanım noktası) ortalama düşüş BoNT-A'nın plaseboya göre etkinliğini destekledi. Gerçekten de, toplanan verilere dayanarak, aylık baş ağrısı günlerinin sıklığında, orta ile şiddetli baş ağrısı günlerinde, epizodik başağrıları, migren günleri ve epizodik migren başağrısı günlerinde, başağrısının aylık kümülatif saatlerinde olduğu gibi başlangıçtan 24. Haftaya kadar her zaman onabot- A plaseboya tercih edildi **($p \leq 0.027$)**.

Bu çalışmalardaki diğer analizler, 24. haftada onabotA'nın plasebo grubuna göre başlangıç ile kıyaslandığında aylık başağrısı günlerinin sıklığında %50 ve daha fazla (47.1 vs. 35.1%), orta ile şiddetli başağrısında 49.4 vs. 37.5%, migren günlerinde 48.2 vs. 36.4% ve ayrıca baş ağrısı günlerinde aylık kümülatif baş ağrısı saatlerinde % 50.3'e karşı% 38.9 klinik olarak anlamlı azalma gösterdi; ilaveten, önemli ölçüde ($p<0.001$) onabotA katılımcıları daha fazla baş ağrısı gün şiddetinde iyileşme yaşadı (Ortalama Günlük Baş Ağrısı Şiddeti (ADHS) puanı: 35.8 vs. %23.1).

Ayrıca, bir alt grup analizi baş ağrısı-gün sıklığında yetersiz azalma olan hastaların yine de baş ağrısı-gün şiddetinde bir azalma olduğunu gösterdi. Özellikle, başlangıç noktasından 24 haftaya kadar baş ağrısı günlerinin aylık sıklığında %50 azalma gösteren hastaların alt kümesinde ($n = 645$), plasebo ile kıyaslandığında ciddi baş ağrısı günlerinin aylık sıklığında ortalama azalmanın onabot A ile avantajlı idi ($p = 0.001$).

Diğer bir grup alt çalışmasında, başlangıç noktasında daha önce birinci basamak migren önleyici tedavi alan gruptan ilaç aşırı kullanımına sahip hastalar arasında onabot A'nın plaseboya göre başağrısı semptomlarında istatiksel olarak anlamlı ($p < 0.05$) azalma olduğu, genel olarak benzer sonuçlar daha önce birinci basamak migren önleyici ilaçla tedavisi ve başlangıç noktasında aşırı ilaç kullanım başağrısı olmayan hasta grubunda da görüldüğü tesbit edildi. Öncesinde ≥ 3 migren önleyici tedaviye yanıtsız hastalar arasında, onabotA katılımcılar(n = 231) ile plasebo katılımcılar(n = 248) kıyaslandığında baş ağrısı günlerinin aylık sıklığında başlangıç noktasından azalma, onabotA alıcıları (n = 231) ile plasebo alıcılarına (n = 248) göre anlamlı olarak daha yüksekti [7.4 vs. 4.7 days; $p < 0.001$].

Toplanmış PREEMPT verilerine dayalı, akut ilaç kullanımı değerlendirmelerine ilişkin olarak, onabotA tedavisi, günlük akut baş ağrısı ilaç alımında ve aylık triptan alım sıklığında önemli azalmalar ile ilişkilendirildi.

COMPEL çalışması, PREEMPT enjeksiyon ptotokolüne göre uygulanan (155 U/12 haftalık döngü) dokuz adede kadar ICHD-2 kriterlerine göre kronik migren'li yetişkinlerde uygulanan çok uluslu, açık etiketli çalışmadır; başlangıç noktasında ayda ortalama 22 gün başağrısı olan hasta grubu bildirdiler. Yarısından biraz fazlası (%52.1) dokuz tedavi döngüsünün tümünü (108 hafta) tamamlamıştır. Uzun süreli (2 yıl) onabotA tedavisi sırasında klinik faydalar devam edildi. Başağrısı günlerinin aylık sıklığı ile ilgili olarak, 108.haftada başlangıç noktasına göre anlamlı azalma oldu (-10.7 days; $p < 0.0001$) **(9).** Faz III Araştırma Migren Profilaksisi Tedavisi (PREEMPT) çalışma grubu PREEMPT I ve PREEMPT II her iki çalışmada kayıtlı (PREEMPT I: 679, PREEMPT II: 705) toplam 1384 olan hasta sonuçlarını yayınladı. Her iki çalışma da 28 günlük temel tarama dönemi, 24 haftalık çift kör, paralel grup, plasebo kontrollü faz (iki enjeksiyon döngüsü) ve 32 haftalık açık etiket fazdan (üç enjeksiyon döngüsü) oluştu. Bu çift çok merkezli randomize, plasebo kontrollü çalışmalar aynı çalışma tasarımına ancak farklı son noktalara sahipti. **PREEMPT I** çalışmasının primer son nokta olarak onabotulinumtoxin A'nın migren ataklarının ve baş ağrısı günlerinin azaltılmasındaki denemeleri eksikti, ancak baş ağrısı ve migren günlerinin azaltılmasında BoTN-A'nın akupunktur grubu ve plasebo grubu ile kıyaslandığında anlamlı farklılıklar görüldü **(10). PREEMPT II** denemesi, baş ağrısı günlerinin primer son nokta olarak azaltılmasında onabotulinumtoxin A'nın etkinliğini doğruladı **(11). PREEMPT ve COMPEL** çalışmalarında olduğu gibi, sadece bir hasta ciddi bir TRAE (migren kötüleşmesi) bildirdi. 1090 değerlendirilebilen hastaların yaklaşık dörtte üçü (%74,4) onabotA tedavisinden memnun/son derece memnun olduklarını belirtti **(12).**

Onabotulinumtoxin A Dozları ve Enjeksiyon Bölgeleri

PREEMPT enjeksiyon paradigması migren bont-A enjeksiyonu için iki farklı yaklaşımı birleştirir: sabit enjeksiyon bölgeleri ve ağrı enjeksiyon bölgeleri. OnabotulinumtoxinA elli MU (Mouse units) tuzlu salin 2.0 ml ile seyreltilir,50 MU/0.1 ml konsantrasyonu elde edilir. Her kas içi enjeksiyon bölgesine 5 MU onabotulinumtoxinA enjekte edilir. Enjeksiyon paradigması şekil 2A-C'de görüldüğü gibi aşağıdaki kaslardan, 31 sabit bölgeden oluşur: mm. frontalis 20 MU (dört bölge), mm. corrugatores 10 MU (iki bölge), m. procerus 5 MU (1 bölge), mm. occipitalis 30 MU (altı bölge), mm. temporalis 40 MU (bir bölge), mm. trapezii 30 MU (altı bölge), servikal paraspinal kas grubu 20 MU (dört bölge). Bu sabit bölgelere toplam doz 155 MU onabotulinumtoxinA uygulanır. Ek 40 MU temporalis (iki bölge), occipitalis (iki bölge) veya trapezius kasları (dört bölge), maksimum 195 MU uygulanabilir (Şekil 2A-C)**(13)**. PREEMPT çalışmalarında kullanılan enjeksiyon bölgeleri, migren patogenezine katkıda bulunduğu bilinen spesifik anatomik periferik sinir tetikleme bölgelerinin mevcut olduğuna dair kanıtlar göz önünde bulundurularak seçilmedi. Daha ziyade, bu bölgeler çoğu büyük baş ve boyun kas grubunun kemodenervasyonuna yönelik bir ` tetik nokta´ yaklaşımını temsil eder. 2000 yılında Guyuron ve ark. ilk olarak kozmetik kaş kaldırma prosedürleri ile oluklu supercilii rezeksiyonu geçiren hastalarda migren baş ağrısının rahatlamasını tarif etmiştir. Bundan böyle, supraorbital (SON), supratrochlear (STN), zigomaticotemporal (ZTN), daha büyük oksipital sinirler (GON), daha az oksipital sinirler ve auriculotemporal gibi tanımlanmış periferik sinir tetik bölgelerinin cerrahi dekompresyon etkinliği iyi belirlenmiştir **(14)**. Guyuron'un migren cerrahisi üzerine yaptığı ilk çalışma sinir sıkışmasının migrenlerin oluşumunda veya kötüleşmesinde rol oynayabildiğini gösterdiğinden beri, guyuron tarafından eğitilmiş plastik cerrahların ilk nesli bu sinirlerin topografik konumuna ve derinliğine karşılık gelen anatomik bölgelerde tanı ve tedavi amaçlı botox enjekte etmektedir. Guyuron tarafından tanımlanan BOTOX fokal enjeksiyonu şekil 3D-F'de görüldüğü gibi, migren cerrahisi yayınlarında belgelenen, trigeminal sinirin zigomatikotemporal dalı (ZTBTN), büyük oksipital sinir (GON), supraorbital sinir (SON), supratrochlear siniri (STN) kapsar(Şekil 3D-F). Daha spesifik bir "hedefli" yaklaşıma dayalı bu alanlarda enjeksiyon varyasyonu ptozis veya diplopi gibi komplikasyonları artırabilir **(15)**.

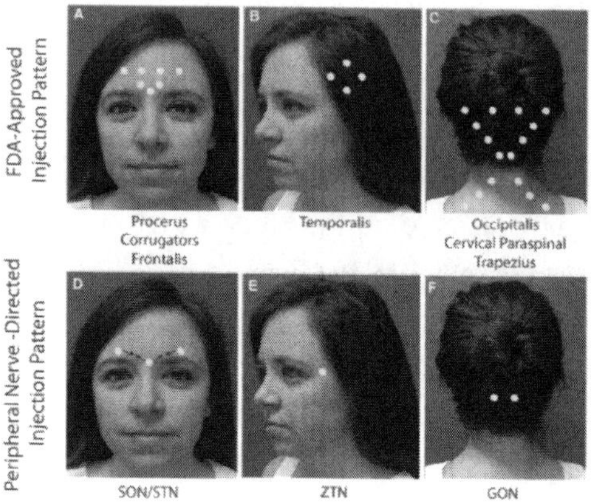

Şekil 2-3. Mevcut FDA onaylı hedeflenen periferik sinir-hedefli enjeksiyon paterni. Mevcut FDA onaylı enjeksiyon paterni 7 baş ve boyun kas gruplarının kemodenervasyonunu içerir (2A-C). Her bir bölge için enjekte edilen botox'un toplam birimleri arasında: corrugators 10U, procerus 5U, frontalis 20U (2A), temporalis 40U (2B), occipitalis 30U, cervical paraspinal 20U, and trapezius 30U (3C). Buna karşılık, periferik sinir hedefli BOTOX enjeksiyonu daha az sayıda botox (3D-F) ile daha az alanı hedeflemektedir. Her bir bölge için enjekte edilen botox'un toplam birimleri arasında supraorbital sinir/ supratrochlear sinir 25U (3D), zigomaotemporal sinir 37.5U (3E) ve daha büyük oksipital sinir 50U (3F) sayılabilir (16).

Botoks, 25 birim/ ml'lik bir konsantrasyona kadar seyreltildi. Her bir GON tetikleme bölgesi için 25 Ü enjekte edildi, her SON/STN tetik bölgesi için 12,5 ünite enjekte edildi ve her ZTN tetik bölgesi için 18,75 ünite enjekte edildi. Her enjeksiyonun artan etkisini kesin olarak tanımlamak için enjeksiyonlar arasında en az 1 ay geçti, böylece kişiye özel, hastaya özgü bir tetikleyici bölge/bölgelerin tanımlanmasına izin verildi **(16).**

Advers Etki, Güvenliliği ve Etkinliği

OnabotulinumtoxinA dizabilite dâhil olmak üzere bir dizi ikincil etkinlik değişkenlerinin azaltılmasında önemli ölçüde daha etkili oldu. OnabotulinumtoxinA iyi tolere edildi, plasebo ile karşılaştırıldığında en sık görülen yan etkiler boyun ağrısı (%6.7 vs. %2.2), kas güçsüzlüğü (%5.5 vs. %0.3), göz kapağı ptozisi (%3.3 vs. %0.3) ve enjeksiyon bölgesi ağrısı (%3.2›ye karşılık %2.0)idi. Advers olaylara bağlı olarak onabot-A tedavisinin kesilme oranları düşüktü (%3.8 vs.% 1.2).

5 tedavi döngüsünün tümünde yer alan hastaların alt grubunu (1384,te 1005,i) araştıran PREEMPT çalışmasının ikincil bir analizi, onabotulinumtoxinA,nın sürekli etkinliğini ve tolere edilebilirliğini gösterdi **(17)**. OnabotulinumtoksinA'nın iyi güvenlik ve tolere edilebilirlik profili, kronik günlük baş ağrısında iki Faz II iki çalışmanın ve iki PREEMPT çalışmasının birleştirilmiş analizinde doğrulandı.

Ayrıca, PREEMPT çalışmalarında beş tedavi döngüsünün tümünü alan 513 hastanın bir alt analizi, advers olayların zamanla azaldığını bulmuştur **(18)**. 254 hastayı içeren bir Birleşik Krallık çalışmasında, günlük başağrılarında sırasıyla ≥50% ve≥ 30% olarak tanımlanan azalmanın olduğu 32% ve 47% cevap verme oranları rapor edilmiştir **(19)**. 1160 hastadan oluşan çok uluslu büyük bir çalışma onabotulinumtoxinA'nın pozitif güvenlik profilini doğrulamıştır **(20)**. Randomize kontrollü bir çalışmada akupunkturun onabotulinumtoxinA ve düşük doz valproata göre daha iyi etkinliği bildirilmiştir **(21)**. İki çalışmada onabotulinumtoxinA ve topiramatın karşılaştırılabilir etkinliği incelendiğinde onabotulinumtoxin A'dan daha az advers olay bildirilmiştir **(22)**. Onabotulinumtoxin A'nın diğer profilaktik tedaviler ile karşılaştırılması için kanıt değeri kesin sonuçlara varmak için çok düşüktür, ancak etki büyüklüğünün topiramat ile karşılaştırılabilir olması ve daha iyi tolere edilebilirlik profili olması mümkündür. OnabotulinumtoxinA kronik migren'li hastaların tedavisi için tavsiye edilir ve etkili, iyi tolere edilen tedavi olarak kabul edilir. Kanıt kalitesi: yüksek. Tavsiye gücü: güçlü. Her tedavi döngüsünden 4 hafta önce ve 4 hafta sonra kıyaslanarak baş ağrısı takvimleri bazında onabotulinumtoxinA ile devam eden tedaviye verilen yanıtın değerlendirilmesi önerilir. Ancak, baş ağrısı yoğunluğu, dizabilite ve hasta tercihleri gibi diğer faktörler de göz önünde bulundurulmalıdır. OnabotulinumtoxinA'yı durdurduktan 4-5 ay sonra tekrar değerlendirilerek hastanın kronik migren'e dönmediğinden emin olunmalıdır.

SONUÇLAR

OnabotulinumtoxinA, migren hastalarının ağrı süresini ve şiddetini etkili bir şekilde azaltır. NICE, en az üç farmakolojik profilaksi tedavisine yanıt vermemiş kronik migreni tedavi etmek için botox kullanılmasını önerir. Tedavi düzenli (3 aylık) enjeksiyonları içerir. Büyük real- dünya çalışmalarında doğrulanan büyük klinik çalışmalarda etkinlik ve tolere edilebilirlik... Hastalar ne olursa olsun akut ilaç aşırı kullanımı olup olmadığına bakılmaksızın yararlıdır.Boyun ağrısı, yüz kas güçsüzlüğü ve göz kapağı ptozisi tedaviye bağlı en sık görülen advers olaylardır **(23)**.

OnabotulinumtoxinA ile kronik migren tedavisi ile ilgili gelecekteki araştırmalar son derece dizabilitesi olan bu bozukluğun yönetimini daha da geliştirebilir.

KAYNAKÇA

1. Herd CP, Tomlinson CL, Rick C, et al. Cochrane systematic review and meta-analysis of botulinum toxin for the prevention of migraine. BMJ Open 2019;9:e027953.doi:10.1136/ bmjopen-2018-027953.
2. Headache Classification Committee of the International Headache Society (IHS). The international classification of headache disorders, 3rd edition(beta version).Cephalalgia 2013;33:629–808.
3. Escher CM, Paracka L, Dressler D, et al. Botulinum toxin in the management of chronic migraine: clinical evidence and experience. Ther Adv Neurol Disord. 2017 Feb;10(2):127-135.
4. Piero Barbanti, Patrizia Ferroni. Onabotulinum toxin A in the treatment of chronic migraine: patient selection and special considerations. J Pain Res. 2017 Sep 29;10:2319-2329.
5. NICE 2012.Technology appraisal guidance [TA260]. Published date: 27 June 2012. Botulinum Toxin Type A for the Prevention of Headaches in Adults with Chronic Migraine. Available at: https://www.nice.org.uk/Guidance/ta260.
6. Erbguth FJ. From poison to remedy: the chequered history of botulinum toxin. J Neural Transm (Vienna). 2008;115(4):559–565.
7. Matak I, Lacković Z. Botulinum toxin A, brain and pain. Prog Neurobiol. 2014;119–120:39–59.
8. Martin TF. Stages of regulated exocytosis. Trends Cell Biol. 1997;7(7):271–276.
9. Frampton JE, Silberstein S.Correction to: Onabotulinumtoxin A:A Review in the Prevention of Chronic Migraine. Drugs. 2018Apr;78(6):715).
10. Aurora SK, Dodick DW, Turkel CC.OnabotulinumtoxinA for treatment of chronic migraine: results from the double-blind, randomized, placebo-controlled phase of the PREEMPT 1 trial. Cephalalgia. 2010 Jul;30(7):793-803
11. Diener HC, Dodick DW, Aurora SK. OnabotulinumtoxinA for treatment of chronic migraine: results from the double-blind, randomized, placebo-controlled phase of the PREEMPT 2 trial. Cephalalgia. 2010 Jul;30(7):804-14).
12. Matharu M, Pascual J, Nilsson Remahl I, et al. Utilization and safety of onabotulinumtoxinA for the prophylactic treatment of chronic migraine from an observational study in Europe. Cephalalgia. 2017;37(14):1384–97).
13. Blumenfeld, A., Silberstein, S., Dodick, D.,et al. Method of injection of OnabotulinumtoxinA for chronic migraine: a safe, well-tolerated, and effective treatment paradigm based on the PREEMPT clinical program. Headache. 2010 Oct;50(9):1406-18.
14. Guyuron B, Varghai A, Michelow BJ, et al. Corrugator supercilii muscle resection and migraine headaches. Plast Reconstr Surg. 2000;106(2):429–434; discussion 435–437
15. Amirlak B, Sanniec K, Pezeshk R.et al. Anatomical Regional Targeted (ART) BOTOX Injection Technique: A Novel Paradigm for Migraines and Cronic Headaches. Plast Reconstr Surg Glob Open. 2016 Dec 27;4(12): e1194).
16. Janis JE, Barker JC, Palettas M. Targeted Peripheral Nerve-directed Onabotulinumtoxin A Injection for Effective Long-term Therapy for Migraine Headache. Plast Reconstr Surg Glob Open. 2017 Mar 28;5(3):e1270).
17. Aurora SK, Dodick DW, Diener HC et al. OnabotulinumtoxinA for chronic migraine: efficacy, safety, and tolerability in patients who received all five treatment cycles in the PREEMPT clinical program. Acta Neurol Scand. 2014 Jan;129(1):61-70
18. Bendtsen L, Sacco S, Ashina M,et al. Guideline on the use of onabotulinumtoxin A in chronic migraine: a consensus statement from the European Headache Federation. J Headache Pain. 2018 Sep 26;19(1):91.

19. Modar Khalil, Hassan W Zafar, Victoria Quarshie, Prospective analysis of the use of OnabotulinumtoxinA (BOTOX) in the treatment of chronic migraine; real-life data in 254 patients from Hull, U.K. J Headache Pain. 2014; 15(1): 54.
20. Manjit Matharu, Julio Pascual, Ingela Nilsson Remahl,et al. Utilization and safety of onabotulinumtoxinA for the prophylactic treatment of chronic migraine from an observational study in Europe. Cephalalgia. 2017 Dec; 37(14): 1384–1397.
21. Bahram Naderinabi, Alia Saberi, Masood Hashemi, et al. Acupuncture and botulinum toxin a injection in the treatment of chronic migraine: a randomized controlled study. Caspian J Intern Med. 2017 Summer; 8(3): 196–204.
22. Ninan T Mathew , Sayyed Farhan A Jaffri. A double-blind comparison of onabotulinumtoxina (BOTOX) and topiramate (TOPAMAX) for the prophylactic treatment of chronic migraine: a pilot study. Headache. 2009 Nov-Dec 2009; 49 (10), 1466-78.
23. James E. Frampton, Stephen Silberstein. OnabotulinumtoxinA: A Review in the Prevention of Chronic Migraine. Drugs. 2018; 78(5): 589–600.

BÖLÜM 4

İRTİFA İLE İLİŞKİLİ NÖROLOJİK HASTALIKLAR

Aydın ÇAĞAÇ[1]

TANIM

İrtifa, herhangi bir nesnenin deniz seviyesine göre yüksekliğidir. Yüksek irtifa, deniz seviyesinden yükselmeye bağlı olarak oksijen miktarının düşmesiyle orantılı bir tanımlamadır.2000 m ve üzeri irtifada aldığımız bir nefes, deniz seviyesine göre %30- 40 daha az oksijen içermektedir. Düşük irtifada hava moleküllerinin ağırlığı sıkıştırılmış olduğundan, basınç ve oksijen miktarı daha fazladır. İrtifa arttıkça hava molekülleri daha dağınık olduğu için, her nefes vücut için daha az oksijen sağlar ve basınç düşer. Bu değerler barometre ile ölçülmektedir.

İrtifa her 1000 metre arttıkça, ortamdaki ultraviyole radyasyon seviyesi %12 oranında artış gösterir; aynı zamanda radyasyonla da mücadele etmek durumunda kalmaktayız. İç ısımızın %60 kadarını kaybetmemize neden olan radyasyon hipotermi yapabilmektedir.

Üç tür irtifa tarif edilmektedir. Yüksek irtifa = 1.500 m - 3.500 m; Çok yüksek irtifa = 3.500 m - 5.500 m ve Aşırı yüksek irtifa = 5.500 m - ve daha yüksek olan şeklinde ifade edilmektedir. Dünya üzerindeki yerleşim yerlerinin büyük çoğunluğu, ortalama olarak 1500 metre altındaki irtifalardır. Küresel olarak yaklaşık bir-iki milyar insan 1500 m ve üzerindeki rakımlarda yaşamaktadır. 1500 metreye kadar olan yerlerde, yükseklik nedeniyle insanlarda problemler olmayabilir. Ancak İrtifa artıkça ciddi sağlık problemleri ortaya çıkmaktadır.

Yüksek irtifanın insanlar üzerindeki ciddi etkileri genellikle 2400 metreden sonra gözlemlenmektedir. Buna bağlı olarak nörolojik ve sistemik semptomlar gelişebilir. Zaman içinde yüksek irtifaya uyum sağlama (aklimatizasyon) gelişebilmektedir. Bolivya, Kolombiya, Ekvador, Peru, Afganistan, Bhutan, Çin, Hindistan, Kırgızistan, Tibet ve Nepal ülkelerinde nüfuslarının bir kısmı 2500 m'nin üzerindeki rakımda yaşamaktadır.

1 Van Yüzüncü Yıl Üniversitesi Tıp Fakültesi, Nöroloji Anabilim Dalı, Van, Türkiye, aydincagac@hotmail.com

Türkiye'de de belli bir kesim insan yüksek rakımlı yerlerde yaşamaktadır. Ayrıca ülkemizde Erzurum, Van, Kars, Ardahan, Ağrı, Bingöl, Bayburt, Hakkâri ve diğer bazı illerimiz ile yüksek rakımlı bazı ilçelerimizde milyonlarca insan yaşamakta ve yüksek rakım hastalıklarına maruz kalmaktadır. **Günümüzde gelişen tıbbi gelişmeler sayesinde, yüksek irtifanın insan vücudundaki etkisi tam olarak tespit edilmiş ve alınması gereken tedbirlerle birlikte uygulanacak olan tedavi yöntemleri bulunmuştur**.

Patofizyoloji

Yüksek irtifa vücutta farklı değişiklikler ve semptomlar meydana getirmektedir. Aşağıda öncelikle erken ve geç değişikliklerin yanı sıra bu semptom ve hastalıkların patofizyoloji ile ilgili mekanizmalar açıklanmıştır.

1- *Erken değişiklikler*

Hiperventilasyon: Alınan havadaki oksijen molekülü miktarının düşmesinden dolayı, yeterli miktarda oksijen alabilmek için solunum sayısı ve derinliği artar.

İdrar miktarı: Yüksek solunum sırasında, karbondioksitin vücuttaki değeri azalır. Karbondioksit, vücut asit-baz dengesini asite çevirirken bunu telafi etmek için böbrekler dolaşımdaki alkali olan bikarbonat sekresyonunu arttırır. Buda yüksek irtifadaki idrar miktarının artışına sebep olabilir. Ayrıca renin, anjiotensin ve aldosteron sistemi de devreye girebilir.

Kalp atış hızı: Yüksek rakımlara ulaşıldıkça akciğerlerde kapiller konstrakte olurlar. Bu büzüşme, yüksek hızdaki kalp atışı ile akciğere gelen kan akımına karşı bir direnç oluşturarak, akciğer arterlerinin basıncını yükseltir.

2- *Geç Değişiklikler*

Eritrosit sayısı: Vücut kanın oksijen taşıyabilme kapasitesini arttırabilmek için, kemik iliğinde eritrosit ve dolayısı ile hemoglobin üretimini arttırır. Yüksek irtifada deniz seviyesine göre % 30 ila 50 arasında daha fazla eritrosit vardır.

Kılcal damar sayısı: Oksijen, dokulara sadece kılcal damarlardan geçtiği için, kılcal damar artması dokulara oksijenin geçişini kolaylaştırır.

Hipoksi, yüksek irtifa hastalıklarının temel nedenidir. Hava basıncının (hipobarik) düşük olması da oldukça önemlidir. Hava sıcaklığının (hipotermik) düşük olmasına bağlı da hipoksi artabilir. Deneysel bir çalışmada, hipoksik, hipobarik ve hipotermik ortamda yüksek rakım hastalıkları daha sık gözlenmiştir. Yüksek irtifada hipoksemiye yanıt olarak serebral vazodilatasyon olmaktadır. Bu da serebral kan akışının artmasına ve neticede artmış serebral kan hacmine yol açar. Buna bağlı olarak da serebral dolaşım ve kafa içi basıncı daha uzun süre yüksek kalır. Bu basınca bağlı olarak da beyinde değişik hasarlar olabilmektedir.

Yaygın olarak sitotoksik ve vazojenik ödem oluşur. Bu modelde, hipoksiye bağlı, Na^+/K^+ ATPaz Pompasında, osmotik-oksidatif stres sonucu ortaya çıkan astrosit şişmesi ve ardından sitotoksik ödem ile hasar oluşur. Diğer katkıda bulunan faktörler ise, bradikinin, indüklenebilir nitrik oksit sentezi ve vasküler endotelyal büyüme faktörü (VEGF) gibi mediyatörler olabilir. Bunların hepsi, kan-beyin bariyerinin hipoksiyle indüklenen biyokimyasal değişikliklerinde rol oynar.

Uzun süreli yüksek rakımda ikamet eden sakinlerde çok sayıda fizyolojik değişiklik oluşabilir. En ciddi olanları, hemoglobin konsantrasyonunda ve pulmoner arter basıncında artış olmasıdır.

Baş Ağrıları ve İrtifa

İrtifa ile ilişkili baş ağrılarına yüksek rakımlı yerlere seyahat edenler ve yüksek rakımda yaşayanlar sıklıkla maruz kalmaktadırlar. Yüksek irtifada yaşayan insanlardaki baş ağrısı hipoksik baş ağrısı şeklinde olup basınç ve hipotermi ile de ilişkilidir. 2500 ve üzeri yüksek yerlerde yaşayanlarda gelişen baş ağrısı, daha çok tepede ve oksipitallerde olabilir.Bazende kuşak tarzında olabilen basınç hissi şeklinde olabilir. Ayrıca anksiyete, baş dönmesi, dengesizlik ve bulantı- kusma eşlik edebilir.

Yüksek yerlere seyahat edenlerde akut dağ hastalığı (ADH) gelişebilmektedir. Bu durum yüksek irtifada çok hızlı gelişen nispeten yaygın bir durumdur. İlk semptom olarak baş ağrısı olabilir. Çalışmalarda baş ağrısına intrakranial hipertansiyonun sebep olduğu gösterilmiştir. Antidiüretik hormondaki yüksek irtifa baş ağrısına genellikle insomnia, yorgunluk, baş dönmesi, anoreksiya ve mide bulantısı gibi semptomlar eşlik edebilir. Baş ağrısı genellikle gece ve eforla kötüleşebilir. Insomnia bir sonraki en sık şikayettir.

İrtifa, migren ile güçlü bir şekilde ilişkili olan ve 1000 m üzerinde yaşayanların %31-63'lük prevalansında artışa neden olan çevresel bir faktördür. Yüksek irtifalarda kalma sadece migren prevalansını değil, aynı zamanda semptomlarının şiddetini de arttırır. Migren prevalansı ve migren şiddeti indeksleri, irtifa ile kuvvetle ilişkilidir. Veriler, 1500-2000 m'de yaşayan migreni olanların %16,5'inin 500 m'nin altında yaşadıkları takdirde etkilenmeyebileceğini göstermektedir. Nepal'deki ham bir yıllık migren prevalansı %34.7 olarak bulunmuş. Nepal'deki migren prevalansı, ortalama % 14.7'lik küresel tahminden çok daha yüksektir. İrtifaya bağlı baş ağrısının yanısıra yüksek irtifanın artması çok daha ciddi ve ölümcül olabilen yüksek irtifa serebral ödemi ve inme ile neticelenebilir. Hipoksiye bağlı baş ağrısını kontrol etmek için başağrısı ve tüm yüksek irtifa hastalıkları için en iyi tedavi mümkünse normal rakıma inmek ve oksijen vermektir. Hasta dinlendirilerek bol miktarda sıcak sıvı verilir. Analjeziklerden parasetamol 500 mg 3x1 oral kullanılabilir. Semptomlar şiddetliyse Asetazolamide 250 mg 3x1 oral olarak eklenebilir. Ayrıca deksametazon 8 mg 1x1 oral veya intramüsküler olarak hem proflaksi hem de tedavi için kullanılabilir. Bulantı kusma için antiemetik olarak metoklopramide 5 mg oral veya İV verilebilir. Tüm bu ilaç dozları baş ağrısı ve semptomların şiddetine göre artırılabilir. Migren baş ağrısı olan hastalarda atak ve proflaksi tedavisi uygun zaman ve zeminde Nörolog tarafından düzenlenmelidir.

Serebral Ödem ve İrtifa

Yüksek irtifaya bağlı serebral ödem, potansiyel olarak ölümcül bir nörolojik bozukluktur. Tedavi edilmezse, beyin ödemi nedeniyle ölümle sonuçlanabilir. Yaygın olarak akut dağ hastalığının son aşaması olarak görülür veya yüksek irtifada yaşayanlar benzer bir süreç ile başvurabilir. Her iki sendrom da intrakranial hipertansiyon ile ilişkili ortak bir patofizyolojiye sahiptir.

Yüksek irtifaya bağlı serebral ödemde serebral ensefalopati bulguları gelişebilir. Bu hastalarda baş ağrısı, bulantı ve kusma sıklıkla mevcuttur. Bilinç bozukluğu ve ataksi ile karakterizedir. Hemiparezi, hemipleji, papilödem, retinal hemoraji, kraniyal sinir felci, dizartri, diplopi olabilir. Ayrıca daha da kötüleşerek konfüzyon ve koma gelişebilir. Yüksek irtifaya bağlı serebral ödem sonucu olan ölümlerin çoğunun serebral herniasyona bağlı geliştiği otopsi sonuçlarında ortaya çıkmıştır.

Nörolojik semptomların yüksek irtifada kalıcılığı intrakranial lezyona işaret etmektedir. Beyin tümörleri,yüksek irtifada semptomatik hale gelmektedir.

Başarılı tedavi için yüksek irtifaya bağlı serebral ödemin erken tanınması şarttır. İlk ataksi belirtisinde ya da bilincin değişmesinde hastalar düşük rakım seviyelerine indirilmeli, hiperbarik oksijen veya hastanın durumuna göre düşük doz oksijen verilmelidir. Acilen tedaviye başlanarak dexametasone 8 mg intramüsküler verilir. Daha sonra her 6 saate bir oral tablet alınır.

Hipertansiyon ve İrtifa

Hipertansiyon (HT) ve irtifa arasında bir ilişki olduğuna dair güçlü kanıtlar bulunmaktadır. HT prevalansı, diğer rakımlarda yaşayan nüfuslara yönelik ulusal prevalanslara kıyasla daha yüksektir. Bu bulgular, yüksek rakım popülasyonlarında yüksek kan basıncı riski oluşma ihtimalinin yüksek olduğunu ve klinisyenlerin bunun farkında olması gerektiğini göstermektedir.

Nepal ve Tibetteki yüksek rakım toplulukları arasında HT hakkında çok sınırlı araştırma vardır. Son sistematik bir derleme Tibet'teki her 100 m'lik artışla Tibet'teki arasında HT prevalansında % 2'lik bir artış olduğunu göstermiştir. HT ile ilgili değişkenler irtifa, cinsiyet, ileri yaş, etnik köken, aile öyküsü, obezite, eğitim ve iş pozisyonudur. Tibet'te aşırı yüksek irtifada olan nüfusun üçte ikisinden fazlasını (% 69,9) etkileyen HT önemli bir halk sağlığı sorunu hale gelmiştir. Bu yüksek irtifa popülasyonlarında sağlıklı yaşam tarzı hakkında halk sağlığı bilincinin yanı sıra HT'nin tanı, tedavisi ve kontrolü için klinik müdahale kampanyası önerilmektedir.

HT'nin yüksek prevalansına rağmen, farkındalık, tedavi ve HT'nin kontrolü çok zordur. Bu zorluğun üstesinden gelmek için, yüksek obezite indeksi, tütün kullanımı, alkol tüketimini kısıtlanması, antihipertansif ilaçların uygunsuz kullanımı gibi risk faktörlerini değiştirmeyi amaçlayan HT taraması ve müdahale programları yürütülmelidir. Ayrıca uygun antihipertansifler özellikle nifedipin ve diüretikler verilebilir.

İnme ve İrtifa

Yüksek irtifada uzun süreli kalma, daha yüksek inme riski ile ilişkilidir. Tüm inme tipleri görülmekle birlikte, iskemik inme en yaygın olanıdır. Masif infarktlar yaygındır. Yapılan bir çalışmada yüksek ve alçak irtifa alanlarında inme risk faktörleri karşılaştırıldığında yüksek rakımda iskemik inme sıklığı,% 93.4 oranında bulunurken düşük rakımda %79 olarak bulunmuştur.

2000 metreden daha yüksek bir rakıma maruz kalanlarda ve 10 yıldır hipertansiyon öyküsü olanlarda nefes darlığı, baş dönmesi, bulantı ve kusma gibi ciddi bulguları olan frontal baş ağrısı olabilir. Kan basıncı o sırada 130/80 mmHg iken, 2500 m üzerindeki rakımları çıkıldıkça kan basıncının hızlı yükselmesi sonucu yüksek irtifa beyin ödemi, serebral enfarktüs, subaraknoid kanama ve retinal kanama gelişebilir.

2200 metrelik Himalayadaki ılımlı yükseklikte bulunan bir hastaneye başvuran 100 hastanın verilerinin analizini yapmışlar. İnme ile ilgili olarak çeşitli risk faktörlerine bakmışlar hastaların yaşını, cinsiyetini, coğrafi dağılımını, klinik özelliklerinİ incelemişler. Kırsalda yaşayanlar ve erkekler daha fazla etkilenmişler. Serebral enfarktüs (% 69),primer intraserebral kanama (% 26) bulunmuş. Bu değerler düşük rakımda bulunanlara göre daha yüksek bulunmuş. Hipertansiyon, sigara ve polisitemi en önemli risk faktörleri olarak belirlenmiş. Hemoglobin değerleri16.2 ile 22 g.dL arasında bulunmuş.

2500 metrededen yüksek yerlerde yaşayan 30 olguda yapılan bir çalışmada; ortalama yüksek irtifada kalma süreleri 10.2 ay olup yaşları 22 ile 48 yıl arasında değişmekteydi. Sigara dışında, önceden var olan risk faktörleri yoktu. 22 olgu iskemik inme, 2 intraserebral kanama, 4 geçici iskemik atak ve 2 serebral venöz tromboz tespit edilmiş. 30 vakanın 28'i " genç inme " (<45 yaş) ve aynı yaş grubundaki yüksek irtifa dışı vakalarla karşılaştırıldığında anlamlı bulunmuş. Yüksek irtifanın, serebral venöz trombozu (SVT) artıran ciddi bir risk faktörü olduğunu göstermişler.

Hastalara serebral enfarkt veya serebral hemarajiye göre farklı tedaviler verilir. Yine mutlaka hastayı normal rakıma indirmek gerekir. Oksijen verilmeli. Eğer serebral iskemi ise hipertansiyon regülasyonu ile beraber girişimsel ve trombolitik tedavi yapılabilir. Hastanın kliniğine göre antiagregan, antikoagulan verilebilir. Eğer serebral hemoraji ise yine hipertansiyon regülasyonu ve deksametazon dozu ayarlanarak verilebilir.

Epilepsi ve İrtifa

Yüksek irtifada, epileptik nöbet vakaları rapor edilmektedir. Yüksek irtifa beyin ödeminin sebep olduğu hipoksi nöbetler için tetikleyici olabilir. Nöbetler için olası diğer bir tetikleyici, nöbete eğilimli bir bireyde hiperventilasyonun neden olduğu hipokapni olabilir. Hiperventilasyon ile tetiklenen epileptiform nöbet aktivitesi yüksek rakımda daha çok artmaktadır. Tetiklenen yeni epileptik nöbet yüksek irtifalarda nöbet eğilimli bir kişide nöbet risklerinin normal kişilere göre daha yüksek olabileceğini göstermektedir. Bu Nöbetlerin artışından Vasküler Endotelyal Büyüme Faktörü (VEGF) sorumlu tutanlar var. VEGF'nin epileptik beyin için birden fazla etkisi olabilir. VEGF'de artışlar, nöbetlerden sonra gözlenen kan-beyin bariyerinin bozulmasına ve inflamasyona katkıda bulunabilir. Bununla birlikte nöbet ile ilişkili hasarlarda en çok nöroprotektif rol ile ilişkili olan VEGF'nin hipokampal nöronları glutamat eksitotoksisitesine karşı koruduğu da raporlanmıştır.

İlk defa yüksek irtifada ortaya çıkan ve fenitoin kullanan bir hastada nöbeti kontrol altında olmasına rağmen nöbet geçirmiş olması raporlanmıştır. Brugger ve ark. Yüksek irtifada yaşanan fiziki ve duygusal stresli olayların, temporal loba bağlı epilepsi nöbetlerinin eşiğini düşüren endorfinlerin salgılanmasına neden olduğunu bildirmişler. Bu da; bazı ses ve sözlerin duyulması, varlığı hissetme tecrübesi, birinin huzurunda olma hissi, deja vu, karmaşık görsel halüsinasyonlar, hafızanının etkilenmesi, korku, ruhsal hazlar gibi tezahürlere sebep olabilir.

Temporal lob epilepsisi: Nöbetle temporolimbik bölgeden kaynaklanır. Peygamber hastalığı diye de bilinir Nöbet sırasında otomatize hareketler, görsel, işitsel ve koku halüsinasyonları, nesnelerin boyutlarını değişmiş gibi görmenin (alice harikalar diyarında) yanında,deja-vu veya jamais-vu illüzyonları görülebilir. Hastalar kendi bedenlerinin dışına çıktıklarını veya kendilerine tepeden bakıyormuş gibi hissettiklerini ifade ederler (otoskopi).

Epilepsi tanısı olan veya nöbet geçirmeye yatkın olan hastaların yüksek irtifada ikametleri veya yüksek irtifaya seyahatleri esnasında ilaç dozlarını ayarlamak gerekir. Ayrıca hipoksi ve hiperventilasyona maruziyeti azaltmak için normal irtifaya dönmeleri nöbet tetiklenmesini azaltabilir. Hastalara optimal şartlarda gerekli oksijenizasyon yapılmalı. İlaç tedavisi olarakda hastanın nöbet tipine ve kliniğine göre karbamezapin ve valproik asit verilebilir.

Multipl Skleroz ve İrtifa

Multipl Skleroz prevalansı, yüksek irtifalarda düşük irtifanın olduğu yerlere göre daha düşüktür. Deniz seviyesinde İtalya sicilyada retrospektif olarak yapılan bir çalışmada Multipl Skleroz (MS) prevalansı daha yüksek bulunmuş. İspanya, Türkiye ve Fransa›da benzer bulgular gözlenmiştir. MS'un ılıman iklimlerde yaygın olduğu ve ekvator yakınındaki bölgelerde nadir olduğu gösterilmiştir. MS'un bu kendine özgü coğrafi dağılımı, doğru bir şekilde anlaşılırsa, hastalığın etyolojisi için anahtar olabilir. Bununla birlikte, MS'un dağılımına dayanan etiyolojik hipotezler netliğe kavuşmadan önce, dünyada MS sıklığının henüz yeterince belirlenemediği pek çok alanın olduğunun farkına varmak iyidir. Hastanın semptomlarına göre hospatilize edilip atak ve proflaksi tedavisinin düzenlenmesi gerekir.

Demans (Alzheimer) ve İrtifa

Yapılan çalışmalar hipoksinin hafıza ve biliş üzerindeki uzun vadeli etkileri psikometrik ve bilişsel testler ile kayıt altına alınmaktadır. Bir çalışmada yüksek ve düşük rakımı karşılaştırıldıklarında yüksek rakımda daha fazla bilişsel bozulma görülmüş. Bu testlerin nöropsikolojik işlevleri de değerlendirdiği göz önüne alındığında, sonuçlarımız hipoksinin insan beyninin işlevselliği üzerindeki etkileri hakkında çıkarımlar yapmaya izin verir.

Hipoksiye bağlı gelişen bilişsel bozulmalar, örneğin demans (Alzheimer hastalığı) gibi yüksek irtifa problemleri, düşük irtifalarda yaşayan bir kişi ya da kişilerde yüksek rakıma çıkıldığında ortaya çıkabilir. Bazen hayatı tehdit edici olabilir. Tibet'li hastalarda yapıan bir çalışmada yüksek irtifadaki hiper-homosistein ve yüksek hs-CRP Alzheimerli hastalar için risk faktörleri olabileceğini vurgulamışlar. Bunların kombine etkileri alzheimer hastalığının ortaya çıkmasında rol oynayabileceğini belirtmişler.Tedavi için hasta hospitalize edilmeli ve demans tedavisi düzenlenmelidir.

Anksiyete ve İrtifa

Yüksek irtifada anksiyete ile ilgili üç çeşit bozukluk tanılanmıştır: Gece periyodik solunmanın neden olduğu sınırlı semptomlu panik ataklar, somatizasyon ile ilgili anksiyete ve aşırı duygusallık. Hipoksinin etkilerinden kaynaklanan psikolojik ve davranışsal değişiklikler genellikle öfori, sinirlilik, düşmanlık ve hafıza gibi nöropsikolojik işlevlerin bozulmasında artışları içerir. Ancak, rakımın ruh hali, davranış ve bilişsel işlev üzerindeki etkilerinin genelleştirilmesi, ölçülen belirli görevler veya ölçüler, ölçüm yöntemleri, rakım derecesi, maruz kalma süresi ve katılımcı türleri gibi çalışmalar arasında farklılıklar mevcut. Ayrıca rakım ataklarına cevap olarak geniş bireysel farklılıklar olduğu görülmektedir. Anksiyete ile ilişkili bozuklukların epidemiyolojisini yüksek irtifada tanımlamak, çeşitli etiyolojik faktörlerin katkılarını ölçmek ve güvenli, etkili tedavileri tanımlamak için daha fazla araştırmaya ihtiyaç vardır.

Uyku ve İrtifa

Yüksek irtifaya adapte olanlarda sorun ortadan kalkar ve kişi ruhsal gerginlik ve uykusuzluk çekmez. Belki ilk zamanlar zorluk çekebilirler. Gece Apnesi var ise, uyurken oksijen miktarındaki azalmaya bağlı olarak nefes kimi zaman durabilir ve kişi boğulma hissiyle paniğe kapılarak uyanabilir. Kötü uyku, diğer nedenlerin yanı sıra hiperventilasyon, şiddetli baş ağrısı, baş dönmesi ve nefes darlığına sekonder olabilir.

Hipotermide uyku hali olabilir ve sonrasında ölüme yol açan ciddi durumlar gelişebilir. Hafif şeklinde hastanın şuuru yerindedir, dolaşım bozulmamıştır. Vücut sıcaklığı hala 32 derecenin üzerindedir. Ancak sonraları huzursuzluk ve şuur kaybı görülür. Metabolizması çökebilir. Böyle bir durumda hastanın kurtarılması için ısıtılması gereklidir. Çok ciddi hipotermi durumu iç organ sıcaklığının 27 derecenin altına düşmesiyle ortaya çıkabilir. Hasta komaya girebilir, kalp ve solunum arresti gelişebilir.

Bilişsel Nörobilim ve İrtifa

Akut ve kronik oksijen yetmezliğinin temporal ve parietal network ve beyin ön lobu korteksini büyük ölçüde etkilediği ve her iki bölgede tahrife uğramış vücut algıları ve mistik tecrübelere yol açtığı düşünülmektedir. Uzun süre yüksek irtifada kalmak, strese dayanaksızlık ve yaşam amaçlarından uzaklaşma gibi beyin ön lobu bozukluklarına neden olabilir.Bilişsel nörobilim, bu verilerle bedensel farkındalık, kendini bilme ve mistisizm araştırmaları yapabilir.

Çalışmalarda, huzurda bulunma hissi, otoskopi ve birinin varlığını hissetmenin tamamen vücudun anormal işleyişiyle ve vücut şemasıyla alakalı bir durum olabilileceği ifade edilmektedir. Bu tür olayların temporo-parietal bölgelerin (TPJ) birleşme yeri ve bitişiğindeki yapıların hasarı sonucu olduğu iddia edilmektedir.

Bu yüzden dağcılar ve yüksek rakımda yaşayanlar "birinin varlığını duyma tecrübesi, karmaşık görsel halusinasyonlar, beden fotizmi, otoskopik olaylar, vestibular tezahürler ve duygusal dışavurumlar yaşadıklarını belirtmektedirler".

Yukarıda tartışılan tecrübelerin orta yükseklikte gerçekleşmesi; mistik tecrübeye yatkın olan deneklerde vahyin ve vahye benzer tecrübelerin yaşanması için orta yüksekliğin yeterli olduğunu göstermiştir.

Bizim önerdiğimiz nörokognitif yaklaşım, mistik yaşam konusunda araştırma yapanlara yeni bir bakış açısı kazandırmaktır. Bilişsel nörobilim araçları, dini ve mistik tecrübeleri, sadece metinlerin semantiğini inceleyerek değil, yüksek irtifa gibi fiziki şartlarda uzun süre kalan sağlıklı bireylerin ve nörolojik hastaların benzer deneyimlerine bakarak incelemeyi mümkün kılmaktadır. Deneyimsel paradigmaların araştırılması ile birleştirilmiş nöropsikolojik metodlar, doku bozukluğu çalışmaları ve beyin görüntüleme mistik tecrübeler kadar dindeki dağ metaforunun gelişmesine yardımcı olabilir.

KAYNAKLAR

1. Rodway GW, Hoffman LA, Sanders MH Heart Lung. High-altitude-related disorders-Part I: Pathophysiology, differential diagnosis, and treatment. 2003;32(6):353-9.
2. Clarke C. High altitude cerebral oedema. Int J Sports Med. 1988 Apr; 9(2):170-4
3. Gallagher SA, Hackett PH. High-altitude illness. merg Med Clin North Am. 2004 May;22(2):329-55.
4. Hemoglobin Mass and Aerobic Performance at Moderate Altitude in Elite Athletes. Wehrlin JP, Marti B, Hallen J Adv Med Biol. . 2016;903:357-74. doi: 10.1007/978-1-4899-7678-9_24
5. Church BJ, Basnyat B, Mattingly B, Zafren K. Pediatric High Altitude Cerebral Edema in the Nepal Himalayas. Wilderness Environ Med. 2019 Sep;30(3):306-309.
6. Feng ZL, Zhao T, Cheng X, Zhu LL, Zhao YQ, Shi B. Effects of simulated high-altitude hypobaric hypoxia on cardiac structure and function in rats]. Zhongguo Ying Yong Sheng Li Xue Za Zhi. 2019 Feb;35(2):173-177.
7. Zhang S et al. The plasma level changes of VEGF and soluble VEGF receptor-1 are associated with high-altitude pulmonary edema. J Med Invest. (2018
8. High Altitude Illness: Knowledge, Practice, and Attitudes of Porters in Nepal. Koirala P, Wolpin SE ,Peterson JT ,Wilderness Environ Med. Dec;29(4):431-436. doi:10.1016/j.wem.2018.06.002. Epub 2018 Oct 3.
9. Hung PH, Lin FC, Tsai HC, Chao HS, Chou CW, Chang SC. The usefulness of prophylactic use of acetazolamide in subjects with acute mountain sickness. J Chin Med Assoc. 2019 Feb;82(2):126-132.
10. Britze J, Arngrim N, Schytz HW, Ashina M. Hypoxic mechanisms in primary headaches. J R Soc Med. 1996 Mar;89(3):141-3.

11. Pun M. Migraine at altitude-is it due to hypoxia or hypobaria? Headache. 2012 Mar;52(3):502.
12. Broessner G, Rohregger J, Wille M, Lackner P, Ndayisaba JP, Burtscher M. Hypoxia triggers high-altitude headache with migraine features: A prospective trial. Cephalalgia. 2016 Jul;36(8):765-71.
13. Church BJ, Basnyat B, Mattingly B, Zafren K. Pediatric High Altitude Cerebral Edema in the Nepal Himalayas. Wilderness Environ Med. 2019 Sep;30(3):306-309.
14. Hensel O, Niroula P, Paudel R, Sherpa T, Kraya T, Presek P, Zierz S. High-altitude cerebral edema or acute demyelinating encephalomyelitis in the Himalayas. Neurol Clin Pract. 2018 Feb;8(1):77-78.
15. Daleau P, Morgado DC, Iriarte CA, Desbiens R. New epilepsy seizure at high altitude without signs of acute mountain sickness or high altitude cerebral edema. High Alt Med Biol. 2006 Spring;7(1):81-3. Heart. 2017 Jun;103(11):827-833.
16. Bernabé-Ortiz A, Carrillo-Larco RM, Gilman RH, Checkley W, Smeeth L, Miranda JJ; CRONICAS Cohort Study Group. Impact of urbanisation and altitude on the incidence of, and risk factors for, hypertension. Heart. 2015 Jul;101(13):1054-60.
17. Mingji C, Onakpoya IJ, Perera R, Ward AM, Heneghan CJ. Relationship between altitude and the prevalence of hypertension in Tibet: a systematic review. Hypertension. 2018 Sep;72(3):567-578.
18. Narvaez-Guerra O, Herrera-Enriquez K, Medina-Lezama J, Chirinos JA. Systemic Hypertension at High Altitude. Eur J Sport Sci. 2016 Aug;16(5):577-84.
19. Stembridge M, Ainslie PN, Shave R. Mechanisms underlying reductions in stroke volume at rest and during exercise at high altitude. Adv Exp Med Biol. 2007;618:13-24.
20. Wilson MH1, Levett DZ, Dhillon S, Mitchell K, Morgan J, Grocott MP, Imray C. Stroke at high altitude diagnosed in the field using portable ultrasound. Author informatio Risk factors of stroke at high and low altitude areas in Saudi Arabia. al Tahan A1, Buchur J, el Khwsky F, Ogunniyi A, al-Rajeh S, Larbi E, Daif A, Bamgboye E. Author informatio Rev Neurol (Paris). 2017 Apr;173(4):189-193.
21. Zavanone C, Panebianco M, Yger M, Borden A, Restivo D, Angelini C, Pavone A, Grimod G, Rosso C, Dupont S. Cerebral venous thrombosis at high altitude: A systematic review. Gen Physiol Biophys. 2011 Dec;30(4):350-5.
22. Riljak V, Marešová D, Pokorný J. Nicotine reduces mortality of developing rats exposed to high-altitude hypoxia and partially suppresses the duration of cortical epileptic afterdischarges. High Alt Med Biol. 2011 Spring;12(1):13-9.
23. Maa EH. How do you approach seizures in the high altitude traveler? Aviakosm Ekolog Med. 1996;30(4):40-4.
24. Agadzhanian NA, Torshin V. Role of hypoxia in the development of epileptiform seizures. [Article in Russian] J Neuroinflammation. 2016 Sep 6;13(1):239.
25. Sun H. Temperature dependence of multiple sclerosis mortality rates in the United States. Neuroepidemiology. 1993;12(1):1-5.
26. Ebers GC, Sadovnick AD. The geographic distribution of multiple sclerosis: a review. Can J Neurol Sci. 1993 Feb;20(1):17-29.
27. Sadovnick AD, Ebers GC. Epidemiology of multiple sclerosis: a critical overview. JAMA Psychiatry. 2015 Dec;72(12):1253-4.
28. Thielke S, Slatore CG, Banks WA. Association Between Alzheimer Dementia Mortality Rate and Altitude in California Counties. PLoS One. 2016 Jan 5;11(1):e0146290.
29. Hu SL, Xiong W, Dai ZQ, Zhao HL, Feng H. Cognitive Changes during Prolonged Stay at High Altitude and Its Correlation with C-Reactive Protein. Clin Neurophysiol. 2011 Sep;122(9):1726-34.

30. Richardson C, Hogan AM, Bucks RS, Baya A, Virues-Ortega J, Holloway JW, Rose-Zerilli M, Palmer LJ, Webster RJ, Kirkham FJ, Baldeweg T. Neurophysiological evidence for cognitive and brain functional adaptation in adolescents living at high altitude. Wilderness Environ Med. 2007 Winter;18(4):312-6.
31. Fagenholz PJ, Murray AF, Gutman JA, Findley JK, Harris NS. New-onset anxiety disorders at high altitude. PLoS One. 2018 Jun 21;13(6):e0197147.
32. Boos CJ, Bass M, O'Hara JP, Vincent E, Mellor A, Sevier L, Abdul-Razakq H, Cooke M, Barlow M, Woods DR. The relationship between anxiety and acute mountain sickness. J Travel Med. 2012 Jul;19(4):210-9.
33. Oliver SJ, Sanders SJ, Williams CJ, Smith ZA, Lloyd-Davies E, Roberts R, Arthur C, Hardy L, Macdonald JH. Physiological and psychological illness symptoms at high altitude and their relationship with acute mountain sickness: a prospective cohort study. Sleep. 2016 Aug 1;39(8):1517-23.
34. Heinzer R, Saugy JJ, Rupp T, Tobback N, Faiss R, Bourdillon N, Rubio JH, Millet GP. Comparison of Sleep Disorders between Real and Simulated 3,450-m Altitude. Pneumologie. 2017 Mar;71(3):146-150.
35. Weil JV. Sleep at high altitude. Sleep Breath. 2015 Sep;19(3):819-26.
36. Tseng CH, Lin FC, Chao HS, Tsai HC, Shiao GM, Chang SC. Impact of rapid ascent to high altitude on sleep. Sleep Breath. 2015 Sep;19(3):819-26. doi: 10.1007/s11325-014-1093-7. Epub 2014 Dec 10
37. Firth PG, Bolay H. Transient high altitude neurological dysfunction: an origin in the temporoparietal cortex. High Alt Med Biol. 2004 Spring;5(1):71-5
38. Spatial disorientation: common illusions. In: Ernsting J, Nicholson AN, Rainford DJ, editors. Aviation medicine. 3rd ed.. Oxford: Butterworth & Heinmann; 1999. p. 437-54.0,
39. Out-of-body experience and autoscopy of neurological origin. Blanke, 0, Landis T, Spinelli L, Seeck M. Brain 2004;127:243-58.
40. Blanke, O, Arzy S. Out-of body experiences due to disturbed self processing at the right temporo-parietal junction. Neuroscientist 2005;11:16-24

BÖLÜM 5

NONEPİLEPTİK PSİKOJENİK NÖBET

Oya BOZKURT[1]

GİRİŞ

Nonepileptik psikojenik nöbetler (NEPN); klinik olarak epileptik nöbetleri taklit eden ancak nöronal deşarjlarla birlikte olmayan nöbetlerdir. Genellikle psikolojik nedenlerden kaynaklanırlar ve en önemli özellikleri bilinç kaybı olmamasıdır[1].

Nonepileptik psikojenik nöbetler, hem psikiyatri hem de nöroloji kliniklerinde sıklıkla karşılaşılabilen olgulardır. Bu tür vakaların ayırıcı tanı ve tedavisinde güçlükler yaşandığı bilinmektedir. Epilepsi nöbetini taklit etmeleri ve pek çok benzer klinik tablosu olmakla birlikte epilepsinin bir varyasyonu değil, psikiyatrik kökenlidirler. Epilepsi merkezlerine dirençli epilepsi tanısı ile gönderilen hastaların yaklaşık %10- 30'unun NEPN tanısı aldığı bildirilmiştir[2,3] . NEPN hastalarının % 10.7'sinde aynı zamanda epileptik nöbetler de görüldüğü de bildirilmektedir[4]. Bu epizotlar hem etiyolojik olarak hem de görüntüleriyle çok farklılıklar gösterebilirler. Bunun sonucu olarak yalancı epileptik nöbet, yalancı nöbetler, psikojenik nöbet, epileptik olmayan nöbetler gibi çeşitli isimlerle anılırlar[5].

NEPN'lerin gerçek epilepsi nöbetleri ile ayrımını yapmak zordur. Öyle ki ilk nöbetle tanının doğrulanması arasında geçen süre ortalama 7.2 yıl olarak bulunabilmektedir[6] . Tanıdaki bu zorluk, hastaların iyileşme süreçlerini geciktirmekte, yanlış tedaviler nedeniyle gereksiz ilaç kullanımına ve mali kayıplara yol açabilmektedir. Ayrıca epilepsi tanısı olduğunu düşünen bu bireylerin yaşam kalitesindeki bozulmalar şüphesiz ciddi kısıtlamalara da sebep olabilmektedir. Örneğin epilepsi atağı geçirme korkusuyla bazı spor dallarını ve meslekleri tercih edememe gibi. Epilepsi olduğu düşünülen hastalar arasında NEPN yaygınlığı %5 ile 35 arasında değişmektedir[7,8].

Non-epileptik nöbetlerin sınıflandırılması

Epieptik olmayan nöbetler sadece psikojenik kaynaklı olmayabilirler. Farklı organik etiyolojilerden de kaynaklanabilirler. NEPN'ye neden olabilecek psikojenik ve fizyolojik nedenleri şu şekilde sınıflandırabiliriz[9].

1.Psikojenik

- Fiziksel semptomların yanlış yorumlanması
- Psikopatolojik durumlar :Anksiyete bozuklukları, Travma sonrası stres bozukluğu, Konversiyon bozukluğu, Dissosiyatif bozukluklar, Hipokondriyazis, Psikoz, Somatizasyon bozuklukları

İstanbul Yeni Yüzyıl Üniversitesi Tıp Fakültesi Psikiyatri Anabilim Dalı, İstanbul 34245, Türkiye, oyabozkurt2000@yahoo.com

- Psikopatolojik durum eşlik etmeden akut strese yanıt olarak

2.Fizyolojik

- Kardiyak aritmiler
- Komplike migren
- Disotonomi
- İlaç ve toksinlerin etkileri
- Hipoglisemi
- Hareket bozuklukları
- Uyku bozuklukları
- Senkop epizodları
- Geçici iskemik atak
- Vestibüler semptom

Örneğin kendisine seslenildiği halde duymadığını belirten ya da uzun süre bir noktaya baktığı belirlenen bir hastanın bu fiziksel belirtileri NEPN şüphesi doğurabilir. Birçok psikiyatrik hastalıkta örneğin Travma Sonrası Stres Bozukluğunda gözlemlenebilen kişinin örseleyici olay yeniden oluyormuş gibi davrandığı tepkiler dissosiyasyonlar ve geçmişe dönüşler epilepsinin bir komponentine benzerliğiyle NEPN tablosuyla dikkatimizi çekebilir. Bu tür psikojenik kaynaklı NEPN yanı sıra bir çok fizyolojik nedenli NEPN de klinikte karşımıza çıkabilmektedir. Bu altta yatan genel tıbbi duruma bağlı bir nedenden kaynaklanan NEPN'ler bazen yaşamı tehdit edebilecek sağlık problemlerinin bir belirtisi olarak ayrıca bir öneme sahip olabilirler. Örneğin ciddi bir hipoglisemi atağına bağlı epilepsiyi taklit eden bulgular NEPN şeklinde karşımıza çıkabilir. Ya da gerçekte kalp hastalığıyla ilgili bir sebepten kaynaklanan senkop NEPN klinik tablosuyla görülebilir.

NEPN ve Epilepsi Ayırıcı Tanısı

Bir epilepsi nöbeti sırasında bilinç kaybı olduğundan hastadan hastalığıyla ilgili doğru ve tam bilgileri almak genellikle mümkün olmamaktadır. Oysa ki epilepsi ve NEPN ayrımını yapmakta en önemli tanı koydurucu unsur gerçek bir bilinç kaybı yaşanıp yaşanmadığının anlaşılabilmesidir. Hastaya tıbbi destek sağlanması için bir sağlık kuruluşuna getirildiğinde genellikle nöbet sonlanmış olduğundan bunun anlaşılmasında en önemli bilgiler kısmen hastadan ve en çok da bilinç kaybı sırasında yanında bulunan kişilerden elde edilebilir. Çünkü hasta nöbet öncesinde hissettiklerini ve sonrasında yani bilinç kaybı düzelmeye başladıktan sonraki tecrübelerini tanımlayabilir. Ancak atak sırasında neler yaşadığıyla ilgili bilgileri aktaramaz. Bu durumda yanında olup durumu gözlemleyen kişilerden bilgi almak oldukça yararlı olacaktır. Örneğin atak sırasında tüm vücut kasıldı mı, gözler bir tarafa mı sabitlendi, ne kadar sürdü, iletişim kurulabildi mi gibi bilgileri ancak yanındaki kişilerden öğrenebiliriz. Kısacası iyi bir anamnez tanı koymada son derece önemlidir ve İyi bir anamnez ile olayın bir non-epileptik nöbet olduğunu düşündürebilecek birçok ipucu elde edilebilir. Bunlar arasında aşağıda bulgular sayılabilir:

- Sık doktor başvurusu olan ve antiepileptik ilaç kullanımına rağmen tedaviye yanıt vermeyen olgular
- Günde birkaç kez gibi sık nöbet öyküsü
- Nöbet öncesinde, epileptik nöbetlerde pek görülmeyen stres, üzüntü, ağrı ya da belirli hareketler ve sesler gibi spesifik tetikleyici durumların olması,
- Nöbet sonrası şaşkınlık, yorgunluk, bedensel ağrılar gibi belirtilerin olmaması
- Nöbet sırasında bilinç kaybı belirtilerinin olmaması; kişinin kendisine seslenildiğini duyduğunu anacak tepki veremediğini belirtmesi
- Nöbetlerin genellikle kalabalık ortamlarda görgü tanıklarının önünde olması,
- Nöbetler sırasında düşme gibi nedenlerle kişinin yaralanması, dil ısırması, idrar kaçırması, siyanoze olması gibi tabloların olmaması ,
- Nöbet sırasında klonik hareketlerin olmaması,
- Nöbet sırasında pelvik itme şeklinde hareketler olması,
- Nöbet sırasında gözlerde dalma, kayma gibi hareketlerin olmaması,
- Nöbet sırasında bağırma, inleme, solunum zorluğu belirtilerinin olması,
- Öykülerinde genellikle çoğul olmak üzere psikiyatrik bozuklukların varlığı

Simülasyon, duygudurum bozuklukları, madde bağımlılığı, zeka geriliği, posttravmatik stres bozukluğu, borderline ya da mixed kişilik bozuklukları, anksiyete bozuklukları, dissosiyatif bozukluklar ve cinsel ya da fiziksel istismar gibi psikolojik travma öyküsü olması; anamnezde dikkat çekici özelliklerdir[10,11,12,13,14,15,16,17,18] .

Ayrıntılı alınan bir anamnezden sonra nörolojik, psikiyatrik muayenelerin yanı sıra diğer tıbbi durumlara bağlı nedenleri dışlayacak şekilde gerekli muayenelerin yapılması gereklidirr[10].

Nöbet sırasında gözlemlenen abartılı hareketler, çalkalama hareketleri, pelvik itme, yan yana kafa sallama, bağırma gibi davranışlar NEPN'i düşündürür. Göz açılmasına fazla direnç gösteren, sıkıca kapalı gözlerin izlendiği hastaların NEPN olma olasılığı daha yüksektir.. Nöbet sırasında yaygın kortikal tutulum olabileceğinden epileptik nöbetler sırasında hastalarla iletişim kurmak genellikle olanaksızdır. Bu nedenle epileptik konvülziyonu olan bir hastanın bir olay sırasında bir uyarana karşı açılmaması veya tepki vermemesi söz konusu olacağından tanıyı belirlemede kısa bir gürültü veya benzer bir uyaran kullanılabilir [19].

Son yıllarda yayınlanan ileriye yönelik bir çalışmada NEPN ile gerçek nöbetleri ayırt etmede 45 farklı semiyolojik bulgu arasından en güvenilir altı bulgu (3'ü NEPN, 3'ü ise epileptik nöbeti telkin eden) tanımlanmıştır. Farkındalığın korunması, göz kırpıştırma ve nöbet şiddetinin seyirci tarafından etkilenebilir olması NEPN lehine; ani başlangıç, nöbet başlangıcında gözlerde açılma-genişleme, postiktal konfüzyon ve uyku ise epileptik nöbetler lehine en güçlü semiyolojik bulgular olarak belirtilmiştir[20].

Konversiyon bozukluğu NEPN ile en çok karışabilen durumlardan biridir. Çünkü bu hastalıkta da NEPN'ye benzer olarak bir ya da birden çok, istemli motor ya da duyusal işlev değişikliği görülebilir [4]. Üstelik tremor, distoni, ataklar ve katılmalar, duyu yitimi gibi belirtilerin olması NEPN ile ayırıcı tanıda daha da zorluklar yaratabilir. Konversiyon bozukluğunun çocuk ve ergenlerde en sık görülen belirtisinin NEPN olduğu ve sıklığının %15-50 arasında değiştiği bildirilmektedir [21,22].

NEPN ile karışabilecek psikiyatrik hastalıklardan diğeri de panik bozukluktur. Panik bozukluğundaki panik atakların paroksismal özelliği epilepsi ile karışabilir. Ataklar sırasındaki yoğun anksiyeteden kaynaklanabilecek depersonalizayon ve derealizasyon, parsiyel epileptik nöbetlere eşlik eden anksiyetenin emosyonel ve fiziksel belirtileriyle karışabilir. Tanıda süre, tetikleyici emosyonel faktörler, bilişsel durum ve epilepsiye özgü postiktal korku gibi ayırdedici özelliklerden faydalanılabilir[22,23]. Yine psikozda görülen paroksismal semptomlar bazen epilepsi ile karışabilir. Ancak psikoza özgü hallüsinasyon, hezeyan, işlevsellikte belirgin yıkım gibi diğer belirtiler ayırıcı tanıya yardımcıdır. Bilinç değişikliklerini eşlik ettiği Disosiatif Bozuklukta kimlik çözülmesine ait bulgular ve genellikle örseleyici ya da gerginliği tetikleyici öz yaşam öyküsü ayırıcı tanıda önemlidir. NEPN hastalarında disosiatif belitilerin yüksek olduğunu gösteren çalışmalar vardır (24). Epilepsi ile karışabilecek tablolardan biri olan düzmece belirtilere yol açma eğiliminde olan Yapay bozuklukta açık dış ödüller yoktur. Askerlik görevinden kaçma, işten kaçma gibi, parasal kazanç sağlama gibi nedenlerle istemli olarak doğru olmayan aşırı bedensel ya da ruhsal belirtiler çıkarma ile karakterize Temaruz'da ise tamamen kandırmaya yönelik davranışlar ayırıcı tanıda yardımcıdır[25].

TANI

NEPN'nin kesin olarak teşhis edilmesi, sadece hastanın yaşam kalitesi ve iyilik halini sağlamak açısından değil aynı zamanda sağlık hizmeti kullanımını ve finansal maliyetlerin önemli ölçüde azaltılması açısından da önemlidir[26,27].

Nonepileptik psikojenik nöbetin tanısında hastanın ifadesi, yakınlarından alınan bilgi ve hekimin klinik değerlendirmesi sonucu epilepsiyle tam örtüşmeyen bulguların varlığı önemli bir ipucudur.

Öyküde psikiyatrik bir nedenden şüphe edilir ise hastanın psikiyatri uzmanına yönlendirilmesi uygun olacaktır. Ruhsal durum muayenesi, geçmiş psikiyatrik öyküler ve nöropsikolojik testlerin de gereken durumlarda NEPN ayırıcı tanısında önemi büyüktür. [10].

Uzun süreli video EEG monitorizasyonu en önemli diagnostik testtir. Bunu dışında aile üyelerinin hastanın nöbet sırasındaki görüntülerini video veya akıllı telefonlarla kaydederek yakalanmasının daha sonraki analizler için yararlı olabileceği belirtilmektedir[19].

Serum prolaktin düzeylerinin, jeneralize epilepsi nöbetinden kısa bir süre sonra artmaya devam ettiği bilinmektedir. Ancak NEPN sonrası böyle bir artış olmamaktadır. Postiktal serum prolaktin düzeyi ölçümü epileptik-non-epileptik nöbet ayrımında yapılması önerilen bir tetkiktir ancak nöbeti takip eden yarım saat sonrasında düzeyin hızlı bir şekilde eski haline döndüğü, yine stres, hipoglisemi, egzersiz, ilaç alımı gibi durumlardan etkilendiği de unutulmamalıdır.

Bunların dışında psikiyatrik nedenlerin tam olarak dışlanamadığı ve nörolojik bir etiyolojinin saptanmadığı durumlarda tanı koymak için diğer genel tıbbi duruma bağlı konvülzyona sebep olabilecek bozuklukların saptanabilmesi için ileri tetkikler yapılması gerekebileceği unutulmamalıdır.

Tedavi Yaklaşımları

Tedavide NEPN etiyolojisi belirlendikten sonra sebebe yönelik uygun tedavi seçenekleri belirlenmelidir. Örneğin NEPN'ye eşlik eden komorbid depresyonu veya anksiyete bozukluğu gibi durumların olduğu hastalarda psikiyatrik tedavi yaklaşımı öncelikli olmalıdır. Farmakoterapi (örneğin, serotonin gerialım inhibitörleri) gerekli olabilir.[5] Bununla birlikte, çoğu hastada uygun psikoterapi tedavi yaklaşımları dikkate alınmalıdır. Psikoeğitimsel grup terapisi, göz hareketi duyarsızlaştırması (EMDR), psikodinamik temelli terapi, bilişsel davranış terapisi (CBT) NEPN'de uygulanabilecek psikiyatrik yaklaşımlardır[28].

Bazen epilepsi tanısı konulan bir hastada aynı zamanda NEPN de olabilir. Böyle durumlarda hastanın, epilepsi tedavisi için nöroloji kliniğinden NEPN için de psikiyatri kliniğinden takip ve tedavisinin yapılması ve her iki kliniğin iletişim halinde olması faydalı olacaktır.

Ayrıca hasta ve ailesine destek sağlamak, nöbetlere rağmen yaşam kalitesini arttırmaya yönelik sosyal müdahaleler; ayrıca gereksiz araştırmalar ve tıbbi müdahaleler ile ilişkili maliyet ve morbiditeyi sınırlandırmak için uzun süreli takip önemlidir [29].

KAYNAKÇA:

1: Dworetzky BA, Bubrick EJ, Szaflarski JP (2010), Nonepileptic psychogenic status: Markedly prolonged psychogenic nonepileptic seizure. Epilepsy Behav 19(1): 65-8.

2: Benbadis SR, O'Neill E, Tatum WO, Heriaud L. Outcome of prolonged video-EEG monitoring at a typical referral epilepsy center. Epilepsia 2004;45(9):1150-3. [CrossRef]

3: Bakvis P, Roelofs K, Kuyk J, Edelbroek PM, Swinkels WA, Spinhoven P. Trauma, stress, and preconscious threat processing in patients with psychogenic nonepileptic seizures. Epilepsia 2009; 50:1001-1011

4: Lancman ME, Brotherton TA, Asconape JJ et al. Psychogenic seizures in adults: a longitudinal study. Seizure 1993;2:281-6.

5: Frances, P. and Baker, G. A. Non-epileptic attack disorder (NEAD): a comprehensive review. Seizure 1999; 8: 53–61

6: Reuber M, Fernández G, Bauer J, Helmstaedter C, Elger CE. Diagnostic delay in psychogenic nonepileptic seizures. Neurology 2002;58(3):493-5. [CrossRef]

7: Ramani, S., Quesney, L., Olson. D. and Gumnit, R. Diagnosis of hysterical seizures in epileptic patients. American Journal of Psychiatry 1980: 137: 705-709.

8: Wilkus, R., Dodrill, C. and Thompson, P. Intensive EEG monitoring and psychological studies of patients with pseudoepileptic seizures. Epilepsia 1984: 25: 100-107.

9: Twamley EW, Bortz JJ. Nonepileptic Seizures: Neuropsychological Mechanisms. BNI Quarterly 1999;15(1):20-26.

10: Duygu Çakıl, Sema İnanır, Hayriye Baykan, Hatice Aygün, Ramazan Kozan. Epilepsi ayırıcı tanısında psikojenik non-epileptik nöbetler. Göztepe Tıp Dergisi 28(1):41-47, 2013

11: Drake ME Jr, Pakalnis A, Phillips BB (1992) Neurophysiological and psychiatric correlates of intractable pseudoseizures. Seizure, 1(1):11-13.

12: Fisher RS, Chan DW, Bare M ve ark. (1991) Capillary prolactin measurement for diagnosis of seizures. Ann Neurol, 29(2):187-190.

13: Gates JR, Ramani V, Whalen S ve ark. (1985) Ictal characteristics of pseudoseizures. Arch Neurol, 42(12):1183-1187

14: Avbersek A ve Sisodiya S (2010), Does the primary literature provide support for clinical signs used to distinguish psychogenic nonepileptic seizures from epileptic seizures? J Neurol Neorosurg Psychiatry, 81(7): 719-25.

15: Bergen D, Ristanovic R (1993) Weeping as a common element of pseudoseizures. Arch Neurol, 50(10):1059-1060.

16: Goldstein LH, Mellers JD. Ictal symptoms of anxiety, avoidance behaviour, and dissociation in patients with dissociative seizures. J Neurol Neurosurg Psychiatry 2006; 77:616-621.

17: Koçer A, İnce N, Gözke E, Koçer E. Epileptik nöbetlerin tanısında öykünün duyarlılık ve seçiciliğinin değerlendirilmesi. Epilepsi 2002; 8:9-15 (Article in Turkish).

18: Yalancı Epileptik Nöbetler. Kubilay Varlı. Klinik Psikiyatri. 1999;2:101-104

19: Huff JS, Murr N. Seizure, Pseudoseizures. SourceStatPearls. Treasure Island (FL): StatPearls Publishing; 2018-.2017 Jun 12

20: Syed TU, LaFrance WC Jr, Kahriman ES, Hasan SN, Rajasekaran V, Gulati D, et al. Can semiology predict psychogenic nonepileptic seizures? A prospective study. Ann Neurol 2011;69(6):997- 1004. [CrossRef

21: Fritz GK ve Campo JV (2002), Somatoform Disorders. Lewis M (Ed.). Child and Adolescent Psychiatry. Philadelphia: Lippincott Williams & Wilkins, s. 847-858

22: LaFrance WC Jr, Baker GA, Duncan R, Goldstein LH, Reuber M. Minimum requirements for the diagnosis of psychogenic nonepileptic seizures: a staged approach: a report from the International League Against Epilepsy Nonepileptic Seizures Task Force. Epilepsia. 2013 Nov;54(11):2005-18.

23: Iriarte J, Parra J, Urrestarazu E, Kuyk J. Controversies in the diagnosis and the management of psychogenic pseudoseizures. Epilepsy Behav 2003; 4:354-359

24: Prueter C, Schultz-Venrath U, Rimpau W. Dissociative and associated psychopathological symptoms in patients with epilepsy, pseudoseizures, and both seizure forms. Epilepsia. 2002 Feb;43(2):188-92

25: American Psikiyatri Birliği. Ruhsal Bozuklukların Tanısal ve Sayımsal Elkitabı, Beşinci Baskı (DSM-5), Tanı Ölçütleri Başvuru elkitabı'ndan (çeviri ed. E Köroğlu) Ankara, Hekimler Yayın Birliği, 2013

26: Martin RC, Gilliam FG, Kilgore M, Faught E, Kuzniecky R. Improved health care resource utilization following video-eeg-confirmed diagnosis of nonepileptic psychogenic seizures. Seizure. 1998;7:385–390

27: Ahmedani BK, Osborne J, Nerenz DR, Haque S, Pietrantoni L, Mahone D, et al. Diagnosis, Costs, and Utilization for Psychogenic Non-Epileptic Seizures in a US Health Care Setting. Psychosomatics. 2013;54:28–34

28: Prigatano GP, Stonnington CM, Fisher RS. Psychological factors in the genesis and management of nonepileptic seizures: clinical observations. Epilepsy Behav 2002; 3:343-349.

29: Mellers JDC, Shaw P, Henderson M, Polkey C, David AS, Toone BK. Schizophrenia-like psychosis arising de-novo following a temporal lobectomy: timing and risk factors. J Neurol Neurosurg Psychiatry 2004; 75:1003-1008.

BÖLÜM 6

PARKİNSON HASTALIĞI

Ülkü Figen DEMİR[1]

1. GİRİŞ

Parkinson hastalığı, hipokinetik hareket bozukluklarından olup, substantia nigra daki Dopaminerjik nöronların dejenerasyonu sonucunda ortaya çıkan, yavaş ve progresif seyirli bir nörodejeneratif hastalıktır. Bu hastalığı ilk olarak 1817 yılında James Parkinson "An essay on the shaking palsy" isimli makalesinde tanımlamıştır (1), daha sonra 19. YY' da Charcot hastalığa "maladie de Parkinson" ismini vererek J. Parkinson' u refere etmiştir (2). Hastalığın patogenezinde Nigro-sitriatal yolaktaki dopamin eksikliği olduğu ise, 1960 yılında Ehringer and Hornykiewicz tarafından keşfedilmiş olup (3, 4), bu keşif hastalığın tedavisine temel olan Dopaminerjik ilaçlar için öncü olmuştur.

Parkinsonizm kavramı ana başlığı ifade ediyor olmakla birlikte primer ve sekonder parkinsonizm olarak iki alt başlıktan oluşmaktadır. Parkinson hastalığı ise idiopatik parkinsonizm yapan nedenlerin başında gelir. Sekonder parkinsonizm bazal ganglionlarda iskemi, ilaçlar (en çok antipsikotikler), intoksikasyon, kafa travması gibi nedenlerle ortaya çıkan, idiopatik Parkinson hastalığından daha hızlı seyirli ve parkinsonian bulguların simetrik olarak görüldüğü klinik tablonun adıdır (5). Parkinson hastalığı en sık 50-60 yaşları arasında görülür, 20 yaş altında görüldüğünde Juvenil Parkinson hastalığı adı verilir. Genel popülasyonda Parkinson hastalığının prevalansı 2-3/1000 olup yaşla birlikte artış gösterirken, genel olarak parkinsonizmin ise yıllık insidansının 4,5-21/100.000 arasında değiştiği bilinmektedir (6). Hastalığın kardinal bulguları: bradikinezi, istirahat tremoru, rijidite ve postural instabilitedir (7). Substantia Nigra pars compakta da yaklaşık olarak 800.000 civarında dopaminerjik nöron bulunmaktadır, ilginç olarak buradaki hücrelerin yaklaşık %60-80 'nin kaybı sonrası klinik bulgular ortaya çıkmaktadır, bu durum hastalığın kuvvetle muhtemel klinik bulguların ortaya çıkmasından belki de yıllar öncesinde dopaminerjik kaybın olduğunu düşündürmektedir (8). Bu veri ile uyumlu olarak bazı postmortem yapılmış histopatolojik çalışmalarda

[1] İstanbul Yeni Yüzyıl Üniversitesi Tıp Fakültesi Nöroloji Anabilim Dalı, İstanbul 34245, Türkiye, drfigendemir@gmail.com

hiçbir klinik bulgusu olmayan kişilerin Substantia Nigra'sında yaklaşık %50 civarında kayıp olduğu gösterilmiştir, bu hastalarda klinik belirtilerin ortaya çıkmaması ise dopaminerjik nöronlardaki kaybın belirli bir seviyeye ulaşması sonrasında parkinsonian semptomların ortaya çıkması ile açıklanmıştır (9).

Parkinson Hastalığında yukarda bahsettiğimiz kardinal bulgulara ek olarak non-motor semptomlar da görülmektedir, bunlardan en sık görülenleri; ortostatik hipotansiyon, cinsel işlev bozukluğu, gastrik motilite azalması gibi otonomik bulgular, depresyon anksiyete bozukluğu, demans gibi nöro-psikiatrik bulgular, seboreik dermatit, ciltte yağlanma gibi dermatolojik bulgular ve REM (Rapid eye movement) uykusu bozukluklarıdır. Tüm bu non motor semptomlar, hastalığın primer olarak santral sinir sistemini ilgilendiren ancak sistemik bulguları da olan bir hastalık olduğunu göstermektedir (10). Parkinson hastalığının günümüzde kesin olarak bilinen bir tedavisi olmayıp güncel tedaviler Dopamin replasmanı üzerinden yürümektedir, tedavide verilen farmakolojik ajanlar Levo Dopa, dopamin agonistleri (pramipeksol, ropirinol gibi), dopamin yıkımını sağlayan MAO (mono amin oksidaz) enzimini inhibe eden ajanlar (rasajilin, selejinin gibi) ve dopamin salınımını artıran antiviral ajan olan Amantadin den oluşmaktadır (11). Bu farmakolojik tedavilerin yanı sıra uygun hastalarda derin beyin sitümülasyonu, intrajejunal dopamin infüzyonu gibi cerrahi tedavi alternatifleri de kullanılmaktadır. Ancak tüm bunların yanında her ne kadar klinik olarak etkinliği kesin olarak kanıtlanmamış olsa da bazı antioksidan ajanların hastalığın patofizyolojisinde ki oksidatif stresi engelleyerek hastalığın progresyonunu durdurmak amacıyla kullanılabileceğini gösteren çalışmalar da mevcuttur (12).

1. Parkinson etiyo-patogenez

2.1 Patofizyoloji

Parkinson hastalığının klinik bulgularından (bradikinezi, tremor gibi) sorumlu olan mekanizma, sağlıklı insanlarda belirli bir denge ve ahenk içerisinde çalışarak motor fonksiyonların koordinasyonunu sağlayan bazal ganglionlardaki direkt ve indirekt yollardan, indirekt yolun baskınlığının artmasıdır. Bilindiği gibi globus pallidus interna (GPi) talamus üzerinde, motor koordinasyonu sağlamak için, sürekli inhibitör uyarılar gönderir, Nigro-striatal yolaktaki dopaminerjik nöronların kaybı neticesinde bu bölgeden GPi üzerine olan inhibisyon azalır dolaysıyla Talamus üzerine GPi dan daha fazla inhibitör uyarılar gönderilir böylelikle Parkinson hastalarında bradikinezi kliniği gelişir (13, 14). Tüm bu olayların odağındaki Substantia Nigra'daki dopaminerjik kayba neden olan mekanizmanın ne olduğu hala net olarak bilinmemektedir, bununla birlikte Parkinson hastalığının histopatolojik incelemelerinde spesifik olarak sitoplazmik Lewy Body' ler bulunmaktadır (14). Lewy body' lerin yapısını temel olarak α-sinüklein oluşturmakla birlikte bu patolojik ürünlerde ayrıca Ubiquitin, 14-3-3 proteini ve Tau proteinleri de bulunmaktadır. Lewy Body' lerin temel yapısını oluşturan α-sinüklein 140 amino asitten oluşan asidik bir proteindir. Bu protein amino terminali, karboksi terminali ve NAC terminali olmak üzere 3 bölgeden oluşur. Lewy Bodyler sağlıklı insanların hücrelerinde katlanmamış monomerler olarak bulunur ve membranların doymamış yağ asitlerine bağlanarak lipit oksidasyonunu önler (15). Ancak çevresel faktörler, oksidatif stres ve genetik mutasyonlar neticesinde protein kısmi olarak katlanarak oligomer ve/veya fibril oluşumuna yatkın hale gelir. Alfa-sinüklein monomerlerinin ortam koşullarına ve moleküler etkileşimlere bağlı olarak yanlış katlanması oligomerlerin oluşumuna yol açar. Oligomerlere daha fazla monomer eklenmesi amiloid fibrillerin oluşumuna neden olurken, bu fibrillerin patolojik düzeylerde birikmesi de Lewy cisimciklerinin oluşumu ile sonuçlanır (16). Oligomerik ve fibriler alfa-sinüklein türlerinin dopaminerjik hücrelerde patolojik boyutlarda birikmesi ile lipit membranlar, mitokondri, endoplazmik retikulum, golgi cisimciği gibi hücresel yapılar, glial hücreler, aksonal transportta rol alan proteinler, ayrıca protein degradasyon sistemleri olan ubikitin proteaz sistemi ve şaperon aracılı otofaji etkilenerek bu sistemlerin fonksiyonlarının bozulduğu gösterilmiştir (17). Tüm bu süreçlere neden olan temel mekanizmanın oksidatif stres olduğu düşünülmektedir. Genetik mutasyonlar, 1-metil-4-fenil-1,2,3,6-tetrahidropiridin (MPTP), rotenon ve 6-Hidroksidopamin gibi çevresel toksinler Substantia Nigra'daki dopaminerjik nöronlarda oksidatif strese neden olur, böylelikle hücre içerisinde reaktif oksijen radikalleri birikerek yukarda bahsedilen ve Lewy body oluşumu ile sonuçlanan sürece neden olarak nöronal ölüme sebep olur (18).

Her ne kadar Parkinson hastalığının ilk klinik bulguları santral sinir sisteminin (SSS) etkilenmesi nedeniyle ortaya çıksa da, Braak tarafından patolojinin ilk olarak SSS den başlamadığı iddia edilmiştir, buna göre Braak Parkinson hastalığı patofizyolojisini 6 ya ayırırken klinik bulguların son 3 evrede gözlemlendiğini öne sürmüştür. Braak yaptığı postmortem çalışmalarda α-sinüklein içeren Lewy cisimciklerinin hastalığın ilk evresinde vagal sinir ve olfaktor bulbusu, ikinci evresinde locus coeruleus, raphe nucleus ve retiküler sistemi, üçüncü evrede ise; bazal ön beyin, amigdala ve subtalamik nükleusu etkilediğini göstermiştir. Daha sonraki evrede patoloji mezokortekse ilerler ve bu aşama dördüncü aşama olarak kabul edilir. Beşinci ve altıncı aşamalarda ise nöronal patoloji; preferontal, duyusal asosiasyon ve premotor alanları da kapsamak üzere neokortekse yayılır (19). Bu hipotezi destekleyen diğer çalışmalarda hastalığın enterik sinir sisteminde başlayarak vagal sinirlerde nöronlar arası transmisyon yoluyla (prion benzeri mekanizmalarla) santral sinir sistemine yayıldığı (20, 21), hastalığın erken evrelerindeki gastrointestinal yakınmaların bununla ilişkili olduğu öne sürülmüştür (22), hatta başka bir çalışmada Fetal dopaminerjik nöron transplantasyonu yapılan Parkinson hastalarında, transplantların alfa-sinüklein inklüzyonları içerdiği bildirilmiştir (23).

2.1 Etiyoloji

a) Genetik faktörler

Parkinson hastalığının etyolojisinin yaklaşık %10'luk kısmını Mendelien kalıtım dediğimiz monogenetik form oluşturmaktadır. Fakat hastaların geri kalanında çevresel faktörler, yaşam tarzı ve epigenetik faktörlerin birlikte, DNA da mutasyonlara neden olarak hastalığa neden olduğu düşünülmektedir (24). Parkinson hastalığının genetik temelleri 1997 yılında Nussbaum ve ark. Tarafından α-sinükleinlerdeki gentik mutasyonların ortaya konulmasıyla hızla ilgi odağı haline gelmiştir (25). Günümüzde Parkinson ile ilişkisi tanımlanmış ve PARK adı verilmiş 18 spesifik kromozomal bölge ve lokus, mevcuttur. Bunlardan SNCA (PARK1 ve 4), LRRK2 (PARK8) ve VPS35 (PARK17) otozomal dominant kalıtımla geçerken, PINK1 (PARK6), DJ-1 (PARK7), ATPaz tipi 13A2 (ATP13A2/PARK9) ve Parkin (PARK2) ise otozomal resesif kalıtımla geçmektedir (26). Tanımlanan bu mutasyonlar içerisinde LRRK2 mutasyonları PH' nin otozomal dominant kalıtımında en sık görülen nedenidir (27). PARK2 geninde eksprese edilen protein Parkindir, bu gendeki mutasyon PH ile ilişkisi ikinci olarak tanımlanan, OR kalıtımlar içerisinde PH ile ilişkisi ilk olarak tespit edilmiş mutasyondur. Parkin genindeki mutasyonlar neticesinde gelişen işlev bozukluğu nöronları sitotoksik etkilere savunmasız hale getirmektedir (28), ayrıca bu gendeki homozigot mutasyon Juvenil Parkinson hastalığının en sık nedenidir (29). Bunların dışında PINK1'in mutasyonu mitokondriyal işlev bozukluğuna yol açarak PH' ye neden olur (30).

b)*Çevresel faktörler*

Parkinson hastalığının etiyolojisine yönelik yapılan genetik çalışmalar tüm vakaların yaklaşık %10' unu açıklaması hastalığın genetik temellerinin ötesinde çevresel bir takım faktörlerin de etiyolojide çok önemli olduğunu göstermektedir. Son yıllarda öne çıkan ana hipotez çevresel faktörler ile genetik faktörlerin birlikte hastalığı meydana getirdiğidir. Hastalığa neden olan çevresel faktörlerin araştırılmaya başlanması tarım alanları ve kırsal alanlarda yaşayanlarda Parkinson hastalığının daha fazla görülmeye başlanmasına uzanmaktadır. Özellikle bu alanlarda yaşayanlarda parakuat ve manebe maruziyeti ile ilişkili genç başlangıçlı Parkinson vakası çok daha sık tespit edilmiştir, daha sonraki yapılan çalışmalarda bu toksik maddelerin SNCA geninde mutasyona sebep olarak Parkinson hastalığına neden olduğu tespit edilmiştir (31). Parkinson hastalığına neden olan diğer ağır metaller Pb (kurşun), Manganez ve Demir (Fe) dir. Bu ağır metaller Substantia Nigra'da birikerek lipit peroksidasyonuna, dolayısıyla oksidatif strese neden olur, gelişen oksidatif stres dopaminerjik nöronlarda α-sinüklein fibrilasyonuna ve akümülasyonuna böylelikle nörodejenerasyona neden olur (32-35).

Bahsedilen bu ağır metallerin dışında herbisit ve insektisit olarak kullanılan bazı toksik maddelere çevresel maruziyetin de yapılmış çalışmalarda Parkinson hastalığına neden olduğu gösterilmiştir. Bunların başında Rotenon gelmektedir, çok lipofilik olan bu ajan mitekondriyal kompleks-1 inhibisyonuna neden olur, böylelikle dopaminerjik nöronlarda α-sinüklein birikimi, inflamasyon ve oksidatif stres gelişir (36), bu ajanın yanında MPTP ve 6-OHD'de benzer şekilde mitekondriyal kompleks-1 inhibisyonuna neden olarak hücrenin enerji metabolizmasını bozduğu, inflamasyon ve apoptozis yolaklarını aktive ettiği, böylelikle dopaminerjik nöron hasarı ve dopamin deplesyonuna neden olduğu gösterilmiştir (37-39). Bahsedilen bu çevresel toksik kimyasalların dışında kronik kafa travmalarının da Parkinson hastalığına yatkınlaştırdığını bildiren vaka-kontrol çalışmaları mevcuttur (40). Parkinson'a neden olan tüm bu çevresel faktörlerin yanında sigara kullanımı ve kafein kullanımının PH'dan koruyucu olduğu bildiren çalışmalar mevcuttur. Yapılan bir metaanalizde sigara kullanımının yaklaşık %40 oranında PH sıklığını azalttığı bildirmektedir (41). Bunun yanında kafeinin Adenozin A2 reseptörleri üzerine gösterdiği antagonistik etki yoluyla PH sıklığını azalttığı düşünülmektedir, bilindiği gibi Adenozin A2 reseptörleri dopaminerjik nörotransmisyonu düzenlemektedir (42).

3. TANI

3.1. Parkinson hastalığının tanısı

PH'nın kesin tanısı histopatolojik olarak Substantia Nigra pars compacta'daki dopaminerjik nöronlarda kayıp, kalanlarda da Lewy cisimciklerinin gösterilmesi ile konulur, ancak histopatolojik incelemenin klinik pratikte kullanılamayacağı ise aşikârdır, bu nedenle klinik pratikte en sık İngiltere Parkinson hastalığı derneği beyin bankası (İPHDBB) klinik tanı kriterleri kullanılmaktadır, bu kriterlere göre bradikineziye ilaveten rijidite, 4-6 Hz istirahat tremoru ve postural instabiliteden en az birinin olması şarttır, ayrıca bu kriterlere ek olarak unilateral, asimetrik başlangıç, L-Dopa' ya iyi yanıt, 5 yılından uzun süren L-Dopa' ya yanıtın korunması, 10 yıl ve daha uzun süreli klinik seyir gibi destekleyici kriterler de mevcuttur. Bu dahil edilme kriterlerinin yanında tekrarlayan inme, kafa travması, ensefalit öyküsünün olması, nöroleptik kullanım sonrası semptomların başlaması, erken demans, ağır otonom bulguların bulunması, supranükleer bakış felci, serebellar belirtiler, yüksel doz L-Dopa' ya yanıt alınamaması, süreğen remisyon, birden fazla akrabada etkilenim olması bu hastalık için dışlama kriterleri olarak belirlenmiştir. Bu tanı kriterlerine göre klinik kesin PH tanısı için bradikinezi ile birlikte kardinal bulgulardan en az birisinin varlığı ile destekleyici kriterlerden en az ikisinin olması ayrıca dışlama kriterlerinin olmaması gerekmektedir, eğer bu kriterler tamamen sağlanmıyorsa olası Parkinson hastalığından bahsedilir (43).

Çok yakın zamanda Hareket Bozuklukları Cemiyeti tarafından Parkinson hastalığı için yeni tanı kriterleri belirlenmiştir, buradaki en önemli kriter parkinsonizmdir. Buna göre Parkinsonizm bradikineziye rijidite ya da tremordan en az birinin eşlik etmesi olarak tanımlanır. Ayrıca bu tanı sistemindeki tüm kardinal bulgular birleşik krallık Parkinson hastalığı tanı kriterlerinde yapılmış olan tanımlamalara uymalıdır. Burada dikkat çeken bir husus ise postural instabilite İP-HDBB kriterlerinde ana bulgular içerisinde yer alırken burada belirtilen kriterlerde ana kriter olmaktan çıkarılmıştır (44).

Son yıllarda nükleer tıp görüntüleme yöntemleri ile dopaminerjik sistemin görüntülenebiliyor olması da, Parkinson hastalığının teşhisi ve ayırıcı tanısına giren hastalıkların dışlanmasına yardımcı olması nedeniyle önemli bir gelişmedir.

3.2. Parkinson hastalığı ayırıcı tanısı

Parkinson hastalığı ayrıcı tanısı içerisinde bazal ganglionları etkileyen her türlü hastalık gösterilebilir, hastalığın ayırıcı tanısı için en önemli ipuçları şöyledir: simetrik başlangıç olması, L-dopa' ya iyi ve kalıcı cevabın olmaması, L-dopa ile ilişkili diskinezinin yokluğu, istirahat tremorunun olmaması ve piramidal - okülomotor bulgularının olmasıdır. PH'nın ayrıcı tanısını 4 kategoride toplamak mümkündür; birinci grup multisitem atrofi (MSA), Progresif supranükleer palsi (PSP), Lewy body cisimcikli demans (LBD), kortikobazal dejenerasyondan (KBD) oluşan Parkinson plus sendromlarıdır. Bu sendromlar Parkinson kliniği ile başlayıp daha hızlı progrese olmaları ve otonom disfonksiyon gibi Parkinson hastalığının nonmotor semptomlarının daha sık görülmesi ile karakterizedirler. İkinci grup ise diğer nörodejeneratif hastalıklardan; frontotemporal demans, Alzheimer hastalığı, Huntington sendromu, Fahr hastalığı ve esansiyel tremordan oluşmaktadır, bu gruptaki hastaıklar da klinik olarak sık sık Parkinson hastalığı ile karışabilmektedirler. Üçüncü grup hastalıklar ise metabolik sendromlar ve madde birikimi ile giden hastalıklardan oluşmaktadır. Wilson hastalığı, Aseruloplazminemi, nöroferrinopati ve dopa yanıtlı distoni bu grubun ayırıcı tanıda en çok yer alan hastalıkları arasındadır. Geri kalan diğer nedenler dördüncü grubu oluşturmaktadır. Bu grup içerisinde en sık Parkinsonizme neden olan durum nöroleptik ilaç kullanımıdır, daha sonra vasküler parkinsonizm, ensefalit gibi enfeksiyonlar ve MPTP gibitoksik madde maruziyetleri gelmektedir (45).

Parkinson hastalığının klinik bulguları

Parkinson hastalığının klinik bulguları motor ve non motor semptomlar olmak üzere iki gruba ayrılabilir.

4.1. Parkinson hastalığının motor semptomları

a) *Bradikinezi/akinezi*

Parkinson hastalığı ile birlikte diğer bazal ganglion hastalıklarının da en karakteristik bulgusudur. Bu klinik bulgunun patofizyolojisi SN daki dopaminerjik nöronların kaybı neticesinde GPi nin talamus üzerinden kortexe sürekli inhibitör etki yapması ile açıklanmıştır, bunu destekleyen bir PET çalışmasında striatum ve akumbens-kaudat kompleksinde 18F-fluorodopanın tutulumunun azalması ile bradikinezi derecesinin korele olduğu gösterilmiştir (46).

b) *Tremor*

Çoğunlukla tek taraflı para sayar ya da hap yapar nitelikte, istirahatte ortaya çıkan 4-6 Hz frekansında distal ekstremite hareketidir. Baş boyun ve ses tremorunun olmaması ile esansiyel tremordan ayrılır ve dopamine iyi yanıt vermesi de esasiyel tremordan başka bir farkıdır. Re-emergent tremorda Parkinson hastalığı için tipik olup, esansiyel tremordan ayırt edici bir özelliktir. Bu klinik antite ekstremiteye pozisyon verme sonrası birkaç saniye gecikmeli olarak tremorun ortaya çıkmasını ifade eder (47, 48).

c) *Rijidite*

Kas tonusunun agonist ve antagonist kasların her ikisinde eş zamanlı artması nedeniyle meydana gelir, dişli çark bulgusu ise rijiditenin ritmik kesintilerle bölünmesidir. Her iki bulgu da Parkinson hastalığının tipik kardinal bulgularıdır. Bazı hastalar bu bulguyu kuvvetsizlik, kasılma ve ağrı gibi başka semptomlarla karıştırabilirler, rijiditenin sırtta meydana gelmesi ile 'antefleksiyon' (öne doğru eğik) postürü ve bu durumun ilerlemesi ile de 'kamptokormia' gelişir (49, 50).

d) *Postural instabilite*

Postural reflekslerin kaybını niteleyen bulgudur, bunun sonucunda hastalar dengelerini sağlayamaz ve düşmeler meydana gelir. Eğer erken evrede ve çok sık görülüyorsa Parkinson hastalığı dışındaki (Parkinson plus sendromları gibi) diğer durumlar düşünülmelidir. Bu klinik bulgu özellikle hastalarda kapı aralıklarından geçerken ve dönüş sırasında kendini gösterir (51).

PH' na yukarda bahsedilen bulguların dışında başka motor bulgular da eşlik eder. Örneğin bu hastalar yürürken adımları küçülmüş ve asosiye kol hareketleri azaldığından kollarını daha az sallayarak yürürler. Ayrıca bu hastalar hareketi başlatmada güçlük çekerken, hareket sırasında motor donmalar meydana gelir. Hatta bu hastalar hareketi başlattıktan sonra yürürken giderek hızlanıp, adeta küçük koşar adımlarla devam ederler, bu tipik klinik antitenin adı 'festinasyon' dur. Bunların dışında mimik kaslarının etkilenmesi ile hastalarda 'maske yüz' adı verilen ifadesiz tipik yüz görünümleri ile hipofonik ve monoton konuşma sitilleri de mevcuttur (52).

4.2. Parkinson hastalığının non-motor semptomları

Parkinson hastalarında otonomik tutuluş neticesinde ortostotik hipotansiyon, konstipasyon, üriner inkontinans, siyalore, cinsel işlev bozuklukları ve kardiyak aritmiler gibi non-motor ciddi bulgular da meydana gelmektedir. Ayrıca bu hastalar aşırı terleme ve ciltte yağlanma artışı gibi dermatolojik bulgular ile de karşımıza çıkmaktadır. Bunların dışında depresyon, psikoz ve ilerleyen evrelerde Demans gibi nöropsikiyatrik bulgular da Parkinson hastalarının diğer önemli sorunlarındandır. Bu hastalarda sık rastlanan bir diğer problem de uyku bozukluklarıdır, hatta ilginç olarak hastalığın klinik bulgularının ortaya çıkmasından yıllar öncesinde Parkinson hastalarında REM uykusu davranış bozukluğu ve gibi uyku problemlerinin daha sık görüldüğü bildirilmiştir, benzer durum hiposmi için de geçerlidir. Son yıllarda yapılmış çalışmalar benzer patogenezleri nedeniyle (Dopaminerjik yetmezlik) Huzursuz bacaklar sendromunun da Parkinson hastalarında daha sık görüldüğü bildirilmiştir (53-55).

1. Tedavi

Parkinson hastalığı çoğunlukla medikal olarak tedavi edilmektedir, ancak medikal tedavilerin dışında günümüzde seçilmiş vakalarda derin beyin stimülasyonu gibi cerrahi tedavilerinde kullanımı giderek sıklaşmaktadır. Hastalığın erken evresinde genellikle Dopa agonistleri ile tedaviye başlanmaktadır. Bu ilaçlar başlıca, pramipeksol, ropirinol, pribedil, rotigotin ve apomorfinden oluşmaktadır. Dopa agonistleri D-2 reseptörlerini aktive ederler, L-Dopa dan farklı olarak enzimatik aktivasyona ihtiyaç duymazlar ve etki süreleri çok daha uzundur, bu nedenle on/off fenomeni gelişen hastalarda belirgin olarak etkilidirler. Apomorfin subkutan uygulanması, hızlı etki etmesi ve daha potent özellik göstermesi nedeniyle bu gruptaki diğer ilaçlardan ayrılır. Bu ajanların bulantı, gündüz aşırı uykululuğu, ödem, dürtü kontrol bozuklukları (patolojik kumar, aşırı yeme, hiperseksüalite, kompulsif alışveriş) gibi ciddi yan etkileri bulunmaktadır, ilaç dozlarının azaltılması ya da L-dopa ya geçiş ile bu yan etkiler engellenmeye çalışılır.

Dopaminin yıkılımını azaltan Rasajilin, selejilin (Monoamin oksidaz inhibitörüdürler) ve Tolkapon (Katekolamin-o-metil transferaz inhibe eder) gibi ilaçlar kombine tedavide L-dopa ya da Dopa agonistleri ile birlikte kullanılabilirler (56). Bu ilaçlar Dopamin yıkımını azalttıkları için on/off başlangıcını öteleyerek de tedavide pozitif katkı sağlarlar. Klinik pratikte en sık kullanılan MAO-B inhibitörü Rasajilindir (57), ilginç olarak erken evre Parkinson hastalarında bu ajanın tek başına kullanımı klinik olarak hastalarda ciddi fayda sağlayabilmektedir, dahası yapılmış çalışmalarda Rasajilinin nöroprotektif özelliği de gösterilmiştir. MAO-B inhibitörlerinin en önemli yan etkisi ise hepatotoksisitedir (58).

Levodopa PH tedavisinde semptomatik etkisi en güçlü anti-parkinsonian ilaçtır. Dopaminin kendisi kan beyin bariyerini geçemediğinden L-Dopa şeklinde kullanılmaktadır. L-Dopa beyinde Dopamine dönüşerek etki eder. L-Dopa' nın periferde Dopamine düşerek yıkılmasını engellemek için Dopa dekarboksilaz inhibitörü olan benzerasid ve karbidopa ile kombine edilerek kullanılır. L-Dopa nın etki süresi agonistlere kıyasla çok daha kısadır bu nedenle gün içerisinde bölünmüş dozlar halinde alınır. Ayrıca kendisi de bir protein yapıtaşı olmasından dolayı, emilim aşamasında amino asitlerle yarıştığından optimum etkinlik için aç karna alınması önerilir. Bu tedavinin en sıkıntılı komplikasyonu hastalığın ilerleyen dönemlerinde görülen diskinezilerdir, ayrıca hastalığın ilerleyen evrelerinde görülen diğer ciddi yan etkiler ise Levodopa'nın etki süresinin kısalmasına bağlı bir dozun etkisinin diğer dozu yakalayamadığı doz sonu fenomeni ("wearing off") dönemleri, daha sonra da beklenmedik zamanlarda iyi ("on") ve kötü ("off") oldukları "on-off" fenomenidir. Bulantı, kusma, ortostatik hipotansiyon, aritmi, halüsinasyonlar ve psikotik bulgular bu ajana bağlı diğer sık görülen yan etkilerdir (59). Son yıllarda mevcut Parkinson ilaçlarıyla yeterli sonuç alınamayan, şiddetli motor dalgalanmalar ve hiperkinezi/diskinezi ile seyreden levodopaya cevap veren ilerlemiş Parkinson hastalığının tedavisinde Levodopa+karbidopa kombinasyonunun cerrahi olarak deudonum ya da jejenuma yerleştirilen bir aparat vasıtasıyla önceden belirlenen dozlarda sürekli verilmesi esasına dayanan bir formu da mevcuttur (60).

Antikolinerjik ilaçların (biperiden) dopaminin azalmasıyla ortaya çıkan striatal dopamin ve asetilkolin aktiviteleri arasındaki dengesizliği düzelterek etkili olduğuna inanılmaktadır, ancak etkilerinin zayıf olması, sedasyon, kognitif disfonksiyon gibi yan etkileri nedeniyle günümüzde nadiren kullanılmaktadır (61). Bir antiviral ilaç olan Amantadin de PH tedavisinde kullanılmaktadır, etki mekanizması tam olarak bilinmemekle birlikte veziküllerden dopamin salınımını arttırarak ve sinaptik aralıktan dopamin geri alınımını engelleyerek etki gösterdiği, ayrıca antikolinerjik etkisinin olduğuna inanılmaktadır. Bu ilaç klinik pratikte özellikle ileri evre PH'nda Levodopa kullanımına bağlı gelişen diskinezileri azaltmak için kullanılmaktadır (62, 63).

Bahsedilen bu medikal tedavilerin yanında subtalamik nükleusun uyarılması esasına dayanan derin beyin stimülasyonu adı verilen cerrahi yöntem de kullanılmaktadır. Medikal tedaviye yanıt alınamayan 65 yaşından küçük, kognitif ve psikiyatrik problemi olmayan ve kraniyal MRG'si normal olan hastalar, tedavi endikasyonlarını oluşturmaktadır (64).

2. Prognoz

Parkinson hastalığı progresif seyirli bir hastalıktır, yıllar içerisinde yavaş progrese olur, hastalar genel itibari ile başlangıç evresinde medikal tedavilere yanıt verirken ilerleyen evrelerde tedavi yanıtları yetersiz kalabilmektedir. Postüral instabilite, donma, konuşma ve yürüme problemleri hastalarda en fazla özürlülüğe neden olan semptomlardır. Medikal tedavilerle birlikte nörolojik rehabilitasyon eş zamanlı yapılması hastaların fiziksel kapasiteleri ve sosyal yaşamlarına önemli ölçüde katkı sağlamaktadır (65). Bunun yanında hastaların ev yaşantısında da hastanın yaşam kalitesini artıracak (yer karolarının renklendirilmesi, gerekli yerlere tutamaç yerleştirilmesi gibi) önlemlerin alınması da hastalara büyük fayda sağlamaktadır. Klasik rehabilitasyon yöntemlerinin yanı sıra bu hastaların motor öğrenme fonksiyonları da etkilendiği için prosedürel olmayan öğrenmenin güçlendirilmesine yönelik özel yöntemlerin kullanıldığı aktivitelerden de fayda gördüğü klinik çalışmalar ile gösterilmiştir (66, 67).

KAYNAKLAR

1. Jankovic J. Parkinson's disease: clinical features and diagnosis. Journal of neurology, neurosurgery, and psychiatry. 2008;79(4):368-76.
2. Kempster PA, Hurwitz B, Lees AJ. A new look at James Parkinson's Essay on the Shaking Palsy. Neurology. 2007;69(5):482-5.
3. Bjorklund A, Dunnett SB. Dopamine neuron systems in the brain: an update. Trends in neurosciences. 2007;30(5):194-202.
4. Hornykiewicz O. The discovery of dopamine deficiency in the parkinsonian brain. Journal of neural transmission Supplementum. 2006(70):9-15.
5. Greenland JC, Barker RA. The Differential Diagnosis of Parkinson's Disease. In: Stoker TB, Greenland JC, editors. Parkinson's Disease: Pathogenesis and Clinical Aspects. Brisbane (AU)2018.
6. Tanner CM, Goldman SM. Epidemiology of Parkinson's disease. Neurologic clinics. 1996;14(2):317-35.
7. Kalia LV, Lang AE. Parkinson's disease. Lancet. 2015;386(9996):896-912.

8. de Lau LM, Breteler MM. Epidemiology of Parkinson's disease. The Lancet Neurology. 2006;5(6):525-35.
9. Lill CM. Genetics of Parkinson's disease. Molecular and cellular probes. 2016;30(6):386-96.
10. Goetz CG. The history of Parkinson's disease: early clinical descriptions and neurological therapies. Cold Spring Harbor perspectives in medicine. 2011;1(1):a008862.
11. Grimes D, Fitzpatrick M, Gordon J, et al. Canadian guideline for Parkinson disease. CMAJ : Canadian Medical Association journal = journal de l'Association medicale canadienne. 2019;191(36):E989-E1004.
12. Erbas O, Cinar BP, Solmaz V, et al. The neuroprotective effect of erythropoietin on experimental Parkinson model in rats. Neuropeptides. 2015;49:1-5.
13. Shulman LM, Taback RL, Rabinstein AA, et al. Non-recognition of depression and other non-motor symptoms in Parkinson's disease. Parkinsonism & related disorders. 2002;8(3):193-7.
14. Proukakis C, Dudzik CG, Brier T, et al. A novel alpha-synuclein missense mutation in Parkinson disease. Neurology. 2013;80(11):1062-4.
15. Zhu M, Qin ZJ, Hu D, et al. Alpha-synuclein can function as an antioxidant preventing oxidation of unsaturated lipid in vesicles. Biochemistry. 2006;45(26):8135-42.
16. Lashuel HA, Overk CR, Oueslati A, et al. The many faces of alpha-synuclein: from structure and toxicity to therapeutic target. Nature reviews Neuroscience. 2013;14(1):38-48.
17. Villar-Pique A, Lopes da Fonseca T, Outeiro TF. Structure, function and toxicity of alpha-synuclein: the Bermuda triangle in synucleinopathies. Journal of neurochemistry. 2016;139 Suppl 1:240-55.
18. Blesa J, Trigo-Damas I, Quiroga-Varela A, et al. Oxidative stress and Parkinson's disease. Frontiers in neuroanatomy. 2015;9:91.
19. Braak H, Rub U, Gai WP, et al. Idiopathic Parkinson's disease: possible routes by which vulnerable neuronal types may be subject to neuroinvasion by an unknown pathogen. Journal of neural transmission. 2003;110(5):517-36.
20. Herva ME, Spillantini MG. Parkinson's disease as a member of Prion-like disorders. Virus research. 2015;207:38-46.
21. Visanji NP, Brooks PL, Hazrati LN, et al. The prion hypothesis in Parkinson's disease: Braak to the future. Acta neuropathologica communications. 2013;1:2.
22. Hawkes CH, Del Tredici K, Braak H. Parkinson's disease: a dual-hit hypothesis. Neuropathology and applied neurobiology. 2007;33(6):599-614.
23. Kordower JH, Chu Y, Hauser RA, et al. Transplanted dopaminergic neurons develop PD pathologic changes: a second case report. Movement disorders : official journal of the Movement Disorder Society. 2008;23(16):2303-6.
24. Puschmann A. New Genes Causing Hereditary Parkinson's Disease or Parkinsonism. Current neurology and neuroscience reports. 2017;17(9):66.
25. Polymeropoulos MH, Lavedan C, Leroy E, et al. Mutation in the alpha-synuclein gene identified in families with Parkinson's disease. Science. 1997;276(5321):2045-7.
26. Klein C, Westenberger A. Genetics of Parkinson's disease. Cold Spring Harbor perspectives in medicine. 2012;2(1):a008888.
27. Paisan-Ruiz C, Jain S, Evans EW, et al. Cloning of the gene containing mutations that cause PARK8-linked Parkinson's disease. Neuron. 2004;44(4):595-600.
28. Zhou C, Huang Y, Przedborski S. Oxidative stress in Parkinson's disease: a mechanism of pathogenic and therapeutic significance. Annals of the New York Academy of Sciences. 2008;1147:93-104.
29. Shulman JM, De Jager PL, Feany MB. Parkinson's disease: genetics and pathogenesis. Annual review of pathology. 2011;6:193-222.

30. Chu CT. A pivotal role for PINK1 and autophagy in mitochondrial quality control: implications for Parkinson disease. Human molecular genetics. 2010;19(R1):R28-37.
31. Gatto NM, Rhodes SL, Manthripragada AD, et al. alpha-Synuclein gene may interact with environmental factors in increasing risk of Parkinson's disease. Neuroepidemiology. 2010;35(3):191-5.
32. Chin-Chan M, Navarro-Yepes J, Quintanilla-Vega B. Environmental pollutants as risk factors for neurodegenerative disorders: Alzheimer and Parkinson diseases. Frontiers in cellular neuroscience. 2015;9:124.
33. Harischandra DS, Jin H, Anantharam V, et al. alpha-Synuclein protects against manganese neurotoxic insult during the early stages of exposure in a dopaminergic cell model of Parkinson's disease. Toxicological sciences : an official journal of the Society of Toxicology. 2015;143(2):454-68.
34. Costa-Mallen P, Gatenby C, Friend S, et al. Brain iron concentrations in regions of interest and relation with serum iron levels in Parkinson disease. Journal of the neurological sciences. 2017;378:38-44.
35. Li WJ, Jiang H, Song N, et al. Dose- and time-dependent alpha-synuclein aggregation induced by ferric iron in SK-N-SH cells. Neuroscience bulletin. 2010;26(3):205-10.
36. Greenamyre JT, Sherer TB, Betarbet R, et al. Complex I and Parkinson's disease. IUBMB life. 2001;52(3-5):135-41.
37. Przedborski S, Levivier M, Jiang H, et al. Dose-dependent lesions of the dopaminergic nigrostriatal pathway induced by intrastriatal injection of 6-hydroxydopamine. Neuroscience. 1995;67(3):631-47.
38. Marella M, Seo BB, Yagi T, et al. Parkinson's disease and mitochondrial complex I: a perspective on the Ndi1 therapy. Journal of bioenergetics and biomembranes. 2009;41(6):493-7.
39. Bueler H. Impaired mitochondrial dynamics and function in the pathogenesis of Parkinson's disease. Experimental neurology. 2009;218(2):235-46.
40. Bower JH, Maraganore DM, McDonnell SK, et al. Incidence and distribution of parkinsonism in Olmsted County, Minnesota, 1976-1990. Neurology. 1999;52(6):1214-20.
41. Hernan MA, Takkouche B, Caamano-Isorna F, et al. A meta-analysis of coffee drinking, cigarette smoking, and the risk of Parkinson's disease. Annals of neurology. 2002;52(3):276-84.
42. Ross GW, Petrovitch H. Current evidence for neuroprotective effects of nicotine and caffeine against Parkinson's disease. Drugs & aging. 2001;18(11):797-806.
43. Daniel SE, Lees AJ. Parkinson's Disease Society Brain Bank, London: overview and research. Journal of neural transmission Supplementum. 1993;39:165-72.
44. Heinzel S, Berg D, Gasser T, et al. Update of the MDS research criteria for prodromal Parkinson's disease. Movement disorders : official journal of the Movement Disorder Society. 2019.
45. Reich SG, Savitt JM. Parkinson's Disease. The Medical clinics of North America. 2019;103(2):337-50.
46. Lozza C, Marie RM, Baron JC. The metabolic substrates of bradykinesia and tremor in uncomplicated Parkinson's disease. NeuroImage. 2002;17(2):688-99.
47. Jankovic J, Schwartz KS, Ondo W. Re-emergent tremor of Parkinson's disease. Journal of neurology, neurosurgery, and psychiatry. 1999;67(5):646-50.
48. Jankovic J. Essential tremor: a heterogenous disorder. Movement disorders : official journal of the Movement Disorder Society. 2002;17(4):638-44.
49. Sharott A, Marsden J, Brown P. Primary orthostatic tremor is an exaggeration of a physiological response to instability. Movement disorders : official journal of the Movement Disorder Society. 2003;18(2):195-9.
50. Djaldetti R, Melamed E. Camptocormia in Parkinson's disease: new insights. Journal of neurology, neurosurgery, and psychiatry. 2006;77(11):1205.

51. Broussolle E, Krack P, Thobois S, et al. Contribution of Jules Froment to the study of parkinsonian rigidity. Movement disorders : official journal of the Movement Disorder Society. 2007;22(7):909-14.
52. Riley D, Lang AE, Blair RD, et al. Frozen shoulder and other shoulder disturbances in Parkinson's disease. Journal of neurology, neurosurgery, and psychiatry. 1989;52(1):63-6.
53. Wenning GK, Ebersbach G, Verny M, et al. Progression of falls in postmortem-confirmed parkinsonian disorders. Movement disorders : official journal of the Movement Disorder Society. 1999;14(6):947-50.
54. Bloem BR. Postural instability in Parkinson's disease. Clinical neurology and neurosurgery. 1992;94 Suppl:S41-5.
55. Bronte-Stewart HM, Minn AY, Rodrigues K, et al. Postural instability in idiopathic Parkinson's disease: the role of medication and unilateral pallidotomy. Brain : a journal of neurology. 2002;125(Pt 9):2100-14.
56. Fox SH, Katzenschlager R, Lim SY, et al. The Movement Disorder Society Evidence-Based Medicine Review Update: Treatments for the motor symptoms of Parkinson's disease. Movement disorders : official journal of the Movement Disorder Society. 2011;26 Suppl 3:S2-41.
57. Okano M, Takahata K, Sugimoto J, et al. Selegiline Recovers Synaptic Plasticity in the Medial Prefrontal Cortex and Improves Corresponding Depression-Like Behavior in a Mouse Model of Parkinson's Disease. Frontiers in behavioral neuroscience. 2019;13:176.
58. Connolly BS, Lang AE. Pharmacological treatment of Parkinson disease: a review. JAMA. 2014;311(16):1670-83.
59. Levodopa. LiverTox: Clinical and Research Information on Drug-Induced Liver Injury. Bethesda (MD)2012.
60. Blaise AS, Baille G, Carriere N, et al. Safety and effectiveness of levodopa-carbidopa intestinal gel for advanced Parkinson's disease: A large single-center study. Revue neurologique. 2019.
61. Biperiden. LiverTox: Clinical and Research Information on Drug-Induced Liver Injury. Bethesda (MD)2012.
62. Parkinson Disease Agents. LiverTox: Clinical and Research Information on Drug-Induced Liver Injury. Bethesda (MD)2012.
63. Okamoto T. [Parkinson's Disease: amantadine, zonisamide, dabrafenib]. Brain and nerve = Shinkei kenkyu no shinpo. 2019;71(9):953-9.
64. Pahwa R, Lyons KE, Wilkinson SB, et al. Long-term evaluation of deep brain stimulation of the thalamus. Journal of neurosurgery. 2006;104(4):506-12.
65. Schapira AH. Present and future drug treatment for Parkinson's disease. Journal of neurology, neurosurgery, and psychiatry. 2005;76(11):1472-8.
66. Kitahara E, Shimo Y, Mori H, et al. Preservation of explicit learning of visuomotor sequences during Parkinson's disease progression. Scientific reports. 2018;8(1):10337.
67. Marinelli L, Quartarone A, Hallett M, et al. The many facets of motor learning and their relevance for Parkinson's disease. Clinical neurophysiology : official journal of the International Federation of Clinical Neurophysiology. 2017;128(7):1127-41.